U0210521

天使宝贝养成记

萧祖庆　吉爱凤　著

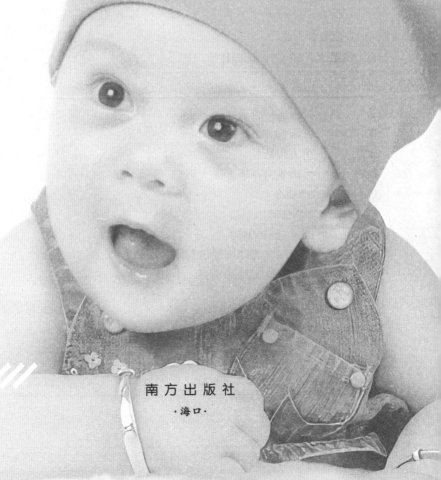

南方出版社
·海口·

图书在版编目（CIP）数据

天使宝贝养成记 / 萧祖庆，吉爱凤著 . — 海口：
南方出版社，2022.2
ISBN 978-7-5501-7452-8

Ⅰ . ①天… Ⅱ . ①萧… ②吉… Ⅲ . ①婴幼儿－睡眠
－基本知识 Ⅳ . ① R174

中国版本图书馆 CIP 数据核字（2022）第 031279 号

TIANSHI BAOBEI YANGCHENG JI
天使宝贝养成记

著　　者　萧祖庆　吉爱凤
责任编辑　张淑娜
出版发行　南方出版社
社　　址　海南省海口市和平大道 70 号
邮　　编　570208
电　　话　0898-66160822
传　　真　0898-66160830
印　　刷　河南瑞之光印刷股份有限公司
开　　本　880 毫米 ×1230 毫米　1/32
印　　张　6
字　　数　116 千
版　　次　2022 年 2 月第 1 版
印　　次　2022 年 2 月第 1 次印刷
定　　价　68.00 元

　　这不是一本只讲宝宝睡眠的书，作者从宝宝的情感出发，教大家如何与宝宝建立彼此的信任，如何帮宝宝建立安全感，如何排除环境因素对宝宝睡眠的干扰，如何解决常见的身体问题对宝宝睡眠的影响，如何调节喂养问题与睡眠的关系，如何合理安排活动以解决宝宝消化和胀气问题，以及如何根据宝宝各月龄段的特点，制定不同的睡眠程序，选择不同的哄睡工具。当然每个章节都少不了真实案例的分析，每个实操部分都附带教学视频，这种沉浸式的体验，不仅能让我们学习更高效，也能让宝宝睡眠问题解决得更彻底。

　　本书除了推荐妈妈们看，还特别推荐宝宝爸爸们学习，因为整套育儿程序的实行，离不开家人的支持和帮助，尤其是爸爸。爸爸作为家庭中重要的一员，对育儿有着重要的作用和影响，所以应该鼓励爸爸参与其中，从小与宝宝建立紧密的亲子关系。爸爸们积极参与，才能真正感受到妈妈们在家独自带娃的艰辛和无助，才能在关键时候减轻妈妈们沉重

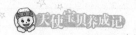

的负担，才能更有家庭责任感和养育宝宝的成就感，并能增强夫妻之间的感情。本书作者之一，在业内是一名资深的男性"宝宝睡眠咨询师"，他用实践告诉我们，男性在责任、细心、耐力、力量等方面不比女性做得差。比如需要戒除宝宝奶睡和抱睡的时候，最好的实施人选就是男性。

希望爸爸们通过对本书的学习，深刻理解妈妈养育宝宝的不易，妈妈的工作并非只是喂个奶、换个尿不湿这么简单。爸爸在日常生活中一定要把妈妈放在第一位，宝宝放在第二位，这样才能处理好家庭的微妙关系。妈妈好宝宝才能好，家庭才能和睦，聪明的爸爸们请自行领会。

新手妈妈通常会比较焦虑，宝宝还没有出生就购买很多国内外知名育儿专家的书籍学习经验，其中就有很多与宝宝睡眠相关的内容；还会观看知名博主拍摄的各种哄睡教学视频，学习"一招解决宝宝奶睡抱睡问题""一分钟快速哄睡宝宝"等速成方法。方法虽然多，但不见得都有效。有益无益的信息混杂其中，作为非专业人士又该如何甄别呢？客观地说，如果一招或一分钟真能解决宝宝睡眠问题，天底下就不存在"睡渣"宝宝了。很多知名博主热衷传播的速成法，在专业的宝宝睡眠咨询师看来更像是一种"棒槌"理论法（棒槌在戏剧里

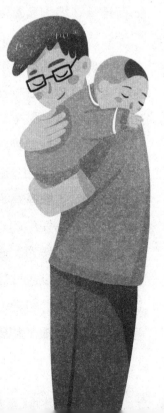

代表不专业），所用的方法简单粗暴，没有重点，不分主次，只要宝宝闹觉，就采用抱睡、奶睡、抖动等错误方法。还有很多所谓的"宝宝睡眠咨询师"提供上门调整宝宝睡眠的服务，但也只是教妈妈如何用"嘘拍法"哄睡宝宝，当时有效，可是咨询师一离开，宝宝的睡眠问题还会显现出来，并没有得到彻底解决。速成法能一时见效，却未必能一劳永逸。

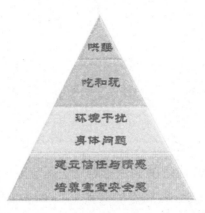

《天使宝贝养成记》一书倡导的是"金刚钻"理论，建立带养人与宝宝之间的情感信任（安全感）就像是驱动"金刚钻"转动的动力源，排除环境和身体因素干扰影响就像是"金刚钻"的刀柄，宝宝喂养和活动的合理安排就像是"金刚钻"的刀刃，而"嘘拍法"更像是镶嵌在钻头上的坚硬合金。要让这把"金刚钻"解决宝宝睡眠的问题，必须要让"金刚钻"各部分协同工作，缺一不可。养育天使宝贝没有捷径，唯有此法可能做到，此书将教会大家如何找到根源，运用方法，解决问题。

宝宝睡眠问题更像一把锁，而我们最常用的解锁方法有

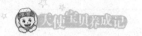

抱睡、奶睡、抖动等，明知这样做有弊端，会形成依赖，但是因为简单易用，短期见效快，竟被大家推崇，甚至有些母婴护理师（也称月嫂、育婴师）也教妈妈用奶睡的方法，还美其名曰是成本最低、最有效的哄睡方法。时间一久，当抱睡、奶睡、抖动等方法不再起作用的时候，无尽的烦扰也将随之而来，有些父母会选择用"破拆"的方法开锁（如使用哭泣法、哭声免疫法）。

我们推迟 5 分钟再响应宝宝的需求，
对孩子来说可能坍塌的是整个世界！

此书将另辟蹊径教会大家自己匹配钥匙开锁，这把钥匙可能是吃的问题（饿了或是过饱）；可能是身体的不适（红屁屁、湿疹、热疹、胀气、胃食管反流等）；可能是活动量不够引起消化问题继而引发腹胀；可能是宝宝与带养人没有建立彼此的信任，没有安全感无法安心入睡；可能是房间温湿度不舒适；也可能宝宝就是不会平静下来睡觉，需要更多的安抚帮助；也可能同时出现以上多个问题。以上就是本书解决问题的思路，我们的首要目标是教会大家像"宝宝睡眠咨询师"一样思考，每次只解决一个问题，且优先解决最容易的那个问题，这样，就会看到宝宝每天的变化和进步。此时，大家有没有感觉对调整宝宝睡眠变得有信心了？接下来跟随作者，带你从思维到方法，零基础学习宝宝睡眠管理的知识。

找出症结所在，打造这把钥匙

在教大家第四代宝宝睡眠管理方法之前，有必要先带大家了解下世界上流行过的其他几代宝宝睡眠管理方法，只有了解了这些方法的优劣，我们才能客观地做出各种抉择。

国际流行的几种宝宝睡眠管理方法

第一代方法：“哭泣法”——代表作《婴儿和儿童的心理关怀》

作者：美国的约翰·华生，儿童医院医生，写于1928年，影响了美国整整一代人，但是该方法早已被国外所摒弃。

方法核心：哭了不抱，不哭才抱的训练法，与中国大多数的育儿观是相悖的，但中国有个别妈妈在不知内情的情况下还在使用。

优缺点剖析：该睡眠方法见效非常快，但是有研究数据表明，用这种方法养育的宝宝长大后会对外界存有恐惧感，更加黏人，宝宝在成长的过程中很少有发自内心的快乐笑容，对亲人也比较冷漠，声音容易变得沙哑。

作者的背景故事：大儿子30岁自杀，小儿子流浪，女儿易怒、酗酒、沉默寡语，外孙女酗酒成性，虽无直接证据表明华生医生是因为自己运用了该方法才造成的家庭悲剧，但是结果确实值得我们警醒和深思。当宝宝在最无助、最希望得到响应，渴求得到帮助的时候，最亲的人却选择用视而不

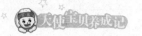

见的方法来回应宝宝，这种极具争议的方法会不会对宝宝日后的性格造成影响，想必大家心中自有论断了。

第二代方法："法伯睡眠法"（哭声免疫法）——代表作《法伯睡眠宝典》

作者：美国的理查德·法伯写于 1985 年，他是儿童医院医生，在中国也有极高的知名度，该睡眠方法应该说是"哭泣法"的升级版本。

方法核心：准确地说这更像是一种循序渐进的"哭泣法"。在国外，很多都是母婴不同室的，宝宝到睡觉的时间，妈妈会把宝宝放到婴儿床中，然后立刻离开宝宝的房间，关上房门，这时即使宝宝哭了，也不能马上进去安抚，按"第一次放任时间"在门口等待 3 分钟，然后进去抱起安抚，一旦宝宝平静下来，再次放到婴儿床中后离开，关上房门，按"第二次放任时间"在门外等待 5 分钟。如此反复，哪怕宝宝哭到吐，也不停止训练。但这种方法于 2020 年 4 月在上海引发了一起悲剧，宝宝在训练趴睡的过程中不停地哭泣，妈妈只是用监控查看，并没有及时进去查看，最终导致宝宝口鼻出血，窒息而亡。我们认为，运用以上方法可能会引发悲剧，绝非是偶然的。我们现在倡导的第四代宝宝睡眠管理方法与之截然相反，我们的方法是：哭了抱，不哭不抱。

在整个等待放任宝宝哭的时间不论是 3 分钟还是 30 分钟，对很多妈妈来说，每分钟都相当于 1 小时的煎熬，很多妈妈会中途放弃，继续回到原点。这里我们介绍一个国外客户改良后的实操方法，给大家做个参考。这位妈妈在室外等待的时候会仔细分辨宝宝的哭声，如果是撒娇的哭声，就不会进去，直到放任时间到了再进入房间。如果是从低到高持续地大哭，这个时候不论放任时间有没有到，都提前进去安抚宝宝，因为这个时候宝宝确实需要帮助了。这样的改良确实温和很多，但是如果有一种更好的方法，这个方法的劣势就凸显出来了。

　　优缺点剖析：该睡眠方法见效很快，即使有非常严重睡眠问题的宝宝，通过此方法的训练，一般3~5天就能见效，宝宝不再哭泣，会乖乖地自行睡觉，哪怕不睡，也不再哭泣。但该睡眠方法与第一代方法相同，可能对宝宝的身心健康造成影响，需要我们慎重选择。

放任时间表

	第1次放任时间	第2次放任时间	第3次放任时间	之后每次放任时间
第一天	3分钟	5分钟	10分钟	10分钟
第二天	5分钟	10分钟	12分钟	12分钟
第三天	10分钟	12分钟	15分钟	15分钟
第四天	12分钟	15分钟	17分钟	17分钟
第五天	15分钟	17分钟	20分钟	20分钟
第六天	17分钟	20分钟	25分钟	25分钟
第七天	20分钟	35分钟	30分钟	30分钟

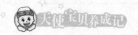

第三代方法："亲密育儿法"——代表作《西尔斯亲密育儿百科》系列丛书

作者：美国的威廉·西尔斯，医学博士，全美知名儿科医生，基于心理学理论基础创造了亲密育儿法。目前国内比较推崇，但是并不适合中国国情，很多家庭用了该方法后宝宝出现了更多的吃睡问题。

方法核心：作者认为所有宝宝都是高需求的，所有宝宝都需要亲密抚养，哪怕一天喂20次奶，长时间抱睡、哄睡都要接受。

优缺点剖析：平心而论，对于一个坏脾气型宝宝用此种方法养育还是有益处的。因为大家普遍认为脾气、性格急躁的人有两极分化的风险，如果从小培养宝宝的同理心和爱心，其成人后的发展便不会变坏。而用亲密育儿法的最大益处就是能帮助宝宝建立以下特性：沟通力、同理心、自信心、安全感。但是此方法的缺点也是显而易见，频繁地喂养和长时间地抱着宝宝哄睡对家人来说非常辛苦，现在的生育主力军是"90后"妈妈，太辛苦是不接地气的。再者，不分青红皂白地对所有宝宝都运用亲密育儿法也是有悖常理的。

作者的背景故事：作者自己有8个孩子，在第4个孩子的养育上遇到了很大的困难，这个宝宝性格极其敏感，脾气非常急躁，他发现用非常亲密的养育方法对这个宝宝有效，并且孩子在成年后的学业和事业都极其成功，以此为基础，他创立了亲密育儿学说。但是该方法并不具有普遍性和可操作性。他所倡导的任何一个宝宝都是高需求的育儿观念，对于国内很多家庭来说是不现实的，对妈妈们的身心也是极大的考验，每天不到 1~2 小时就要喂养一次，也有悖宝宝自身发展规律，频繁地喂养必定会导致宝宝的肠道问题，继而影响睡眠。

不论第一代育儿方法还是第三代育儿方法，前辈们都在用他们的智慧和经验帮助妈妈们改善宝宝的睡眠，但是方法太多，反而让我们无所适从。如果把国外的好方法完全复制到中国来，肯定水土不服，亟待找到一种适合中国宝宝的睡眠管理新方法。

第四代方法：“程序育儿法”——代表作《实用程序育儿法》

作者：美国的特蕾西·霍格，世界闻名的实战型育儿专家，被誉为“宝宝耳语专家”。她致力于从婴幼儿的角度考虑问题，在帮助 5000 多个婴幼儿解决问题的过程中，发展了一套独特而有效的育儿和护理方法。

方法核心：作者认为宝宝是一个独立个体，也有情感需求，理应受到尊重，首先要建立彼此之间的信任，在排除一切外部因素和身体因素的影响后，运用 EASY 程序规律喂养宝宝。这套方法不仅有效还能兼顾到宝宝的情感发展，是非常难得的育儿好方法。

优缺点剖析：既然这套方法这么优秀，为什么不照着做呢？因为国情不同，很多细节方面需要改进，否则就会出现

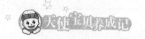

难以落地的尴尬。妈妈们也知道这个方法很好，可是具体实施的过程中，很多细节做不好，反而影响了整体效果，这里面既有理解偏差的原因，也有译文翻译的缺陷。另外特蕾西·霍格是护士和高级育婴师，在宝宝睡眠的基础性研究和母乳分泌等专业知识方面有所缺失，需要更多相关专家的研究来补足此短板。

可以说《天使宝贝养成记》这本书是基于第四代睡眠管理方法——"育儿程序法"的升级迭代，本书作者之一12年来一直是第四代睡眠管理方法的坚定践行者，积累了很多实战经验，并根据国内家庭的实际情况，演变出一套全新的EASY睡眠程序和方法论。我们为全国众多母婴护理师和宝妈们提供各种指导咨询、居家调整服务，获得大量有效的实战数据，有睡眠问题的宝宝经过系统调整，都获得了满意的结果，累计帮助了上千位妈妈和母婴护理师。

《天使宝贝养成记》力争做到把宝宝各种睡眠问题标准化，宝宝性格分类标签化，方便被大家学习和套用。书中按宝宝月龄选择哄睡工具，简单易学，非常适合新手妈妈们学习操作，帮助妈妈们从此摆脱奶睡、抱睡、摇晃等困扰。给宝宝定制一套适合自己的EASY睡眠程序，引导宝宝变成天使宝贝不再是父母的奢望！书中案例全部选用国内家庭的真实事件来分析和探讨，贴合中国家庭抚育宝宝的观念和应用场景，更具说服力。

大家耐心、认真看完全书，就能掌握解决宝宝睡眠问题的核心，授人以鱼不如授人以渔，教会大家解题的思路，才能活学活用，应对宝宝随时带给我们的挑战。希望本书可以点亮心灯，照亮大家。

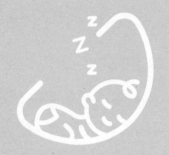

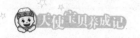

天使宝贝养成记

第一章

宝宝的睡眠基础和重要性

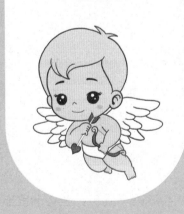

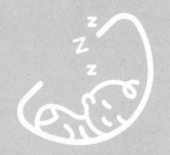

要想学好、学精一门新学科，必须先掌握它的基础知识，学习宝宝睡眠知识也一样。本章我们将分七节全方位地讲述有关睡眠的基础知识，用科学的论据帮助大家解密宝宝睡眠中出现的诸如黑白颠倒、奶睡、抱睡、落地醒、频繁喂养、碎觉、闹觉、"零食嘴"等现象。

第一节　有关宝宝睡眠的基础知识

一、宝宝睡觉技能并不是天生就会

十月怀胎，宝宝一直生活在子宫恒温舒适的安全环境中，胎盘通过脐带提供 24 小时不间断的营养供给，宝宝没有饥饱的担忧，也没有光线和噪音的干扰。宝宝出生来到陌生的人世，一切都发生了变化，一切都要重新适应，例如：如何正确含接妈妈的乳房大口喝上乳汁，如何适应明亮的光线和嘈杂的噪音，如何面对陌生的环境和人。刚出生的宝宝对一切都没有安全感，有些宝宝还得克服各种身体的不适或疾病的折磨。在这些不利因素的影响下，让每个宝宝都能吃好、睡好，是爸爸妈妈们最希望看到的，也是我们每个母婴护理从业人员最真的初心。我们都想把最好的留给孩子，但是对于一个刚

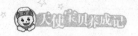

降生的小宝宝而言，他们需要的仅仅是吃好、睡好，因此很多人往往会理所当然地认为新生宝宝只会吃吃睡睡，导致产生了很多错误的认识。第一个要改变的认知就是：原来并不是所有宝宝天生就会睡觉。

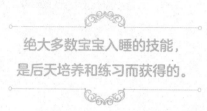

绝大多数宝宝入睡的技能，
是后天培养和练习而获得的。

　　这里说的宝宝不会睡觉，更准确地说是宝宝不知道如何在睡觉的时间让自己平静下来，不知道如何解决睡梦中因为神经发育的不完善引起的手脚乱动，这些都需要大人的帮助。确实有些父母是幸运的，20% 左右的宝宝天生是一个睡眠好、吃饭香的天使宝宝，这部分宝宝只要在他想睡觉的时候，将他放到小床上，他就会乖乖地自主入睡了。但剩余 80% 左右的宝宝受各方面的影响，吃奶的时候没有那么顺利，睡觉的时候也就没有那么乖了。生活经历告诉我们，不论宝宝属于哪一种类型，都不能掉以轻心，只要方法正确，睡渣也可以变天使，而养育不当，天使也会变睡渣。

　　很多人觉得宝宝天生就会睡觉，宝宝闹觉的时候就认为他们希望大人抱抱，仅此而已，再加上隔代亲或是妈妈的爱等情感因素掺杂其中，就会毫不犹豫选择抱睡的方法，抱着等待宝宝慢慢长大，抱着等待宝宝睡眠自然变好，所以我们经常会看到很多 6 个月、8 个月甚至 10 个月还要抱睡的宝宝，

2 岁仍吃夜奶并且夜醒频繁的孩子，等待变好成了一种遥不可及的奢望。有些聪明的妈妈一看到苗头不对会及时求助，而更多的妈妈是在不知所措中硬扛。我们写这本书的初衷就是帮助有类似困惑又无处求助的妈妈们找到有关宝宝睡眠问题的症结所在，并解决它。

如果我们劝导妈妈们摒弃抱睡，通常会得到反驳："那怎么办？宝宝不睡呀，只有抱着才睡，只有奶睡才可以安抚。"就好像这是世上唯一的解决方法。或许可以说，目前大家没有一个更好的理由来说服自己不要怜悯宝宝这种哭；暂时也没有找到更好的一种方法，来帮助宝宝培养自主入睡的习惯。

为了大家能更好地理解这种困境，请先看看绝大多数人是如何对待宝宝学走路的。宝宝刚开始学走路会摔跤、会哭、会害怕，也会退缩，想必这没有什么好奇怪的，家长通常会鼓励和帮助他，想尽一切办法对其进行陪伴式训练，日复一日，直到看到宝宝蹒跚地迈出第一步。这时的家长通常都表现得非常理性，拥有极大的耐心，也坚信宝宝能学会走路。即使宝宝经历无数次跌倒和爬起，家长也没有怨言和不舍。极少会有家长因孩子学步摔跤多了，哭了就让孩子中途放弃学习，并一直把宝宝抱在手上。当然也有极个别的家长是这样做的！

再看看宝宝在学习睡眠成长的过程中所得到的待

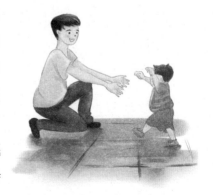

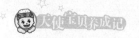

遇，与学习走路是不是大相径庭？爱哭爱闹觉宝宝的家长们，总是爱护之心泛滥，没有给宝宝足够的练习和犯错的机会！大多数人都不知道宝宝这时候的哭，大多不是可怜无助的哭，更多的是无法让自己平静下来遇到挫折的哭，是想寻求帮助撒娇的哭。这种哭，我们只要给予他适度、正确的帮助和安抚就可以，完全不用抱着或是喂奶。我们自己得学会有耐心，才能慢慢培养宝宝学会平静，掌握睡觉的技能。请抛弃奶睡、抱睡、抖动等错误方法吧。

其实大家得先学会一门"婴语"，当你家也有个一睡觉就爱哭的宝宝，请爸爸妈妈先不要慌张，首先接受宝宝的哭，再学会分辨宝宝是歇斯底里的哭还是寻求帮助撒娇的哭，要理解宝宝哭的真实意图。千万别看到宝宝哭了，就觉得好可怜，马上抱起来哄，这样不仅强化了宝宝操控大人的意图，还无意中剥夺了宝宝学习自主入睡的机会和权利。很多时候，我们只要轻轻地安抚下，再晚 1 分钟抱起宝宝，他就已经自主入睡了。

宝宝的哭声更像在说："妈妈，我想睡觉，您能过来帮帮我吗？"可我们总误以为宝宝在哭求："妈妈，快过来抱抱我。"

劝告：请不要对新生宝宝有太多不切合实际的期望和要求。正在看此书的父母们不乏从宝宝出生一直抱到 6 个月、10 个月甚至 1 岁的吧，你们会问现在纠正还来得及吗？我们的回答是肯定的，完全可以纠正过来，但是需要付出比小月龄宝宝更多的耐心和时间。

注意：抱着宝宝睡觉真的是最最糟糕的一种方法！

二、宝宝只睡 45 分钟是正常的

大家要改变的第二个观念：宝宝的睡眠与成人的睡眠相比较有很大不同；不要站在成人的角度去要求宝宝。

成人一个睡眠周期是 90 分钟，含 5 个阶段（浅睡眠 N1、浅睡眠 N2、深睡眠 N1、深睡眠 N2、快速眼动）。而小月龄宝宝的一个睡眠周期是 45 分钟，含 3 个阶段（困倦、浅睡眠、深睡眠）。宝宝从 4~6 个月开始，从 3 个阶段逐步向成人的 5 个阶段发展，睡眠周期的时长慢慢变得越来越长。由此可见，宝宝每次小睡只有短短的 30~40 分钟是符合现阶段宝宝发展规律的。妈妈们不用再为自家宝宝睡眠时间短而焦虑了。那问题来了，有没有方法延长宝宝的小睡时间呢？答案是肯定的，有关如何"接觉"，帮助宝宝延长小睡时间，后面章节会有详述。

有些妈妈表示，如果宝宝真能睡 30~40 分钟也很满意了，他家宝宝连 30 分钟都达不到，白天每次小睡只能抱在手上哄睡 30 分钟，好不容易睡着了，一放床上最多睡 10 分钟就醒了。怎么办？这里错的不是宝宝只能睡 10 分钟，错的是抱着的时间太长了。提醒大家注意：请把前面抱睡的 30 分钟一并计算进去，这样宝宝的小睡还是 30~40 分钟，符合以上特性。我们能改进的就是，抱着哄睡的时间变得越来越短，直至放到

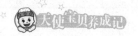

床上让宝宝自主入睡。

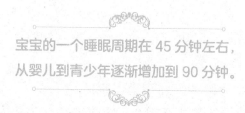

宝宝的一个睡眠周期在 45 分钟左右，
从婴儿到青少年逐渐增加到 90 分钟。

我们把宝宝从浅睡眠过渡到深睡眠的过程，想象成小宝宝独自爬山坡的过程，用上坡代表浅睡眠阶段，用下坡代表深睡眠阶段。同样是新出生的小宝宝，能力强的宝宝爬坡轻松，我们常称之为天使宝宝，能力弱的宝宝爬坡困难，需要大人的帮助。宝宝睡眠的好坏与月龄无关，与能力有关。我们这节的重点是如何帮助能力弱的宝宝爬上这段陡坡。

下坡（深睡眠阶段）这段过程对于所有宝宝来说都是轻松省力的，无须我们干预和帮助，这部分不过多讲解。妈妈们可以赶忙趁着这段闲暇的时间好好休息，调整身心更好地投入后面的工作。

如下图所示，一条比较陡的红色曲线代表入睡有困难的宝宝，一条比较平坦的蓝色曲线则代表入睡容易的宝宝。通常我们用什么方法帮助宝宝来完成这段爬坡的过程，是不是抱着、奶睡、抖动、萝卜蹲等方法？而这些方法已经经过千万例实践证明，宝宝从出生到 6 个月、8 个月、10 个月，会一直依赖这些方法，有时还会变得越来越糟，最后抱着根本放不下，培养宝宝自主入睡的能力更是无从谈起。正确的方法是"嘘拍法"，让原本陡峭的红色曲线慢慢向平坦的蓝色曲线发展，培养宝宝自主入睡的能力。

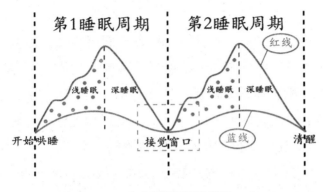

宝宝睡眠周期曲线图

　　从曲线图还可以观察到，有些宝宝在爬坡登顶的过程中，很可能中途需要休整几次，像浅睡眠阶段宝宝会醒过来多次一样，通过自我安抚或是大人的再次帮助，才会安然入睡。所以对待宝宝睡眠这件事，不要认为把宝宝放到小床上，看到他睡着就能马上离开了。

　　妈妈们也会有顾虑，宝宝会不会对"嘘拍法"也产生依赖，如果以后每次睡觉都要嘘拍，好像还是无法帮助宝宝形成自主入睡的习惯。这种顾虑是存在的，如果只是简单地每次用"嘘拍法"哄睡，宝宝是一定会形成依赖的。但不要担心，笔者会教大家如何避免这种情况发生。

　　在第一次用"嘘拍法"哄睡的时候就看好时间，如果是花费20分钟，第二次一定要减少到15分钟，第三次10分钟，然后是5分钟，3分钟，1分钟，直到宝宝能自主入睡。用时间递减法能很好地避免依赖的发生，也唯有这个方法可行。而随着宝宝的月龄增加，他们爬坡的能力也会变强，入睡曲

线也会从陡峭变平坦。再次提醒妈妈们，没有一种方法是一蹴而就的，一定要有耐心和信心，慢慢陪伴宝宝的成长。

新生宝宝在前3个月的浅睡眠和深睡眠各占比50%，一个睡眠周期的时间是40~45分钟。宝宝入睡是先从浅睡眠过渡到深睡眠，再从深睡眠过渡到浅睡眠，周而复始。基于此理论我们就能很好地解释以下几个常见的宝宝睡眠问题。

（1）宝宝总是睡40~45分钟就醒。

答：因为宝宝一个睡眠周期时间就是40~45分钟，结束后，宝宝无法顺利接觉进入下一个睡眠周期，所以醒过来了，属于正常现象，但我们可以帮宝宝接觉以延长小睡时间。

（2）抱着哄睡30分钟，放下只能睡15分钟。

答：宝宝一次小睡的总时长，是抱睡时间＋放下睡时间，总时长等于45分钟，所以这不是宝宝的睡眠问题，而是大人抱着睡的时间太长了。大多数人一贯的想法，认为只有等孩子睡熟了放下来，才不容易醒；或是自己辛苦点，哪怕忍受胳膊疼、腰酸的痛苦，抱着睡一会儿总比不睡要强。其实抱着睡，宝宝是不停在浅—浅—浅—浅—浅—浅睡眠里折腾，很难获得高质量的深睡眠。深睡眠能促进大脑的发育成熟，促进生长因子的分泌，因此有"人是在睡眠中长大"的说法。高质量的深睡眠还能提高宝宝自身免疫力，也会让人变得更加聪明，特别是新生儿，一天中大部分的时间都应该在睡梦中度过。想必抱睡的利弊妈妈们已经一目了然，无须再多说了吧。

（3）宝宝睡不踏实，睡 10 分钟就要醒一次。

答：排除身体因素外，通常这个情况比较常见于敏感型宝宝或是没有安全感的急躁型宝宝，他们对环境声音、光线的要求都比较高。因为睡眠的前 20 分钟一直处在浅睡眠，稍微的亮光，轻微的动静都可能打断他们的睡眠。也有些宝宝在浅睡眠阶段会多次醒来寻求帮助，才能进入深睡眠。我们能做的是尽可能排除外部因素对宝宝睡眠可能会造成的干扰，无论宝宝醒来多少次，都可以用正确方法帮助他们。

（4）为什么有些宝宝白天就可以小睡 90 分钟。

答：天使型宝宝可以做到自主入睡、自主接觉，白天一次小睡就能睡 90 分钟，但是我们不能奢望每个宝宝都能如此。所以不要焦虑自己宝宝小睡时间短，跟随我们的思路把精力放在如何解决问题上吧，用科学的方法帮助宝宝掌握接觉的技能，你家宝宝同样可以做到。

三、新生宝宝的三个睡眠阶段

下面表格详述了宝宝睡眠周期的构成。

宝宝睡眠周期表

睡眠阶段	睡眠状态	时间
第一阶段　困倦	眼睑闭合	5分钟
第二阶段　浅睡眠	做梦阶段，会笑，吸吮	15~20分钟
第三阶段　深睡眠	全身肌肉放松，偶尔惊跳	15~20分钟

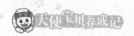

　　0~3个月新生儿的浅睡眠时间和深睡眠时间基本上各占一个睡眠周期的50%，然后会随着宝宝的成长发生变化，浅睡眠（又称快速眼动睡眠）占比会越来越低，深睡眠（又称非快速眼动睡眠）占比会越来越高，5岁以后逐步接近成人的睡眠模式。（参考以下线柱图）

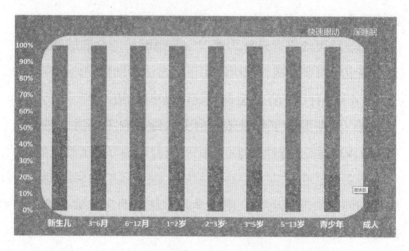

不同年龄段孩子的睡眠周期线柱图

　　通常睡眠有问题的宝宝，都容易被周围环境所干扰。宝宝总是在睡睡醒醒中折腾，把大人搞得筋疲力尽，好不容易哄睡了，一会儿又到了该喝奶的时间了。我们不仅要想办法延长宝宝的睡眠时间，还需要找到一个高效的哄睡方法，帮助宝宝尽快入睡。提前剧透下，这个高效的方法我们称之为"嘘拍法"。

　　对于入睡困难需要大人帮助的宝宝，如果我们抱在怀里哄睡，在前面20分钟浅睡眠阶段把宝宝转移到床上的这个过程很容易惊醒宝宝，也意味着前面的努力将白费。而如果抱着超过 20 分钟等宝宝完全进入深睡眠再放下，意味着宝宝也只能睡 20 分钟左右醒过来，前提还得是在放下过程中不惊醒宝宝，真的太难了。

正确的方法是：我们在宝宝刚迷迷糊糊要入睡前就放入小床，在他浅睡眠的前 20 分钟，都守在身边，依据情况及时给予适度的帮助。我们先自信地握住宝宝的小手或按住宝宝的身体，感到宝宝仍无法平静下来，再用"嘘拍法"哄睡。只要我们给宝宝足够的安全感，宝宝就可以顺利进入深睡眠，这时候我们再安静地离开。

四、如何帮助宝宝顺利"接觉"

当我们已经掌握了如何让宝宝顺利入睡的方法后，是不是还希望这一觉能睡得时间长一点呢？最好能睡 60 分钟、90 分钟甚至 2~3 个小时，这样，疲惫的妈妈们就有充足的时间做自己喜欢的事情了，如躺在宝宝身边戴上耳机追剧，或是给闺蜜煲个电话粥诉诉苦。可是宝宝往往不给力，睡半个小时就醒了，而妈妈们通常第一反应就是宝宝是不是饿了，是不是该喂奶了。

注意：白天的小睡并不是睡的时间越长越好，还是得区分白天和黑夜的，如果白天的小睡超过 2~3 小时就很容易产生黑白颠倒的问题。

当宝宝小睡 40 分钟即将清醒之前，我们要尝试帮宝宝"接觉"。正确的做法：先查看喂养记录，确保没有到喂奶时间点，宝宝并非饿醒的，接下来尝试接觉，如果确实无法接觉成功，

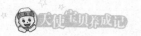

就要查看尿不湿情况是否大小便了，分析上次的奶量是否喂饱了，上次活动量是否过大，推断宝宝是不是提前饿了。偶然的接觉不成功并非意味着失败，调整好心情，准备下一个吃玩睡的循环吧。

我们掌握好以下 3 点，就能轻松学会接觉的技巧。

1. 保持"前后一致性"

接觉时用的方法要和哄睡时候的方法保持一致，要和前一天用的方法保持一致。只有每次一样，宝宝才会对这种哄睡方法形成条件反射。哄睡才会变得越来越轻松，所花费的时间也会越来越短。

2. "提前守候法"

我们不可能一直守候在宝宝身边观察，也没有必要这么做。我们只需预估时间，在一个睡眠周期结束之前 5~10 分钟回到宝宝身边，仔细观察宝宝的动静，适时提供帮助。这个帮助是适度的，而不能过度，但也千万不能等宝宝完全清醒再介入，这个时候为时已晚，我们都知道清醒后的宝宝是很难再哄睡的。

3. 接觉的具体步骤和注意事项

我们知道小宝宝的一个睡眠周期是 40~45 分钟，就能预测出宝宝大概在哪个时间点会醒过来，然后提前 5~10 分钟在宝宝身边安静守候，仔细观察宝宝的动静。对于刚开始练习入睡或接觉的宝宝，我们可以在宝宝有动静的时候，一只手马上按住宝宝的小手，不让他乱动，另外一只手按住宝宝的身体，宝宝从深睡眠过渡到浅睡眠的时候感觉身边有人，会平静下来再次入睡，直到再次进入深睡眠。对安全感差，需求高的宝宝，必要的时候妈妈可俯身拥抱安抚。

对于特别敏感的宝宝来说，接觉是比较困难的，刚练习的时候妈妈也可以一起躺下，模拟抱着的感觉，保持安静，让宝宝自己尝试接觉。在整个过程不可以有任何语言和眼神的交流，否则将导致失败。我们也建议用裹襁褓的方法或是购买有防惊跳功能的"多姿态安睡床中床"，其效果也非常好。我们还可以用浴巾做成毛巾卷，围在宝宝身边，这样可以为宝宝营造一种有依靠的睡眠环境，增强宝宝睡眠的安全感。

（扫描后记二维码，观看教学视频。）

训练了几天后，就需要对以上方案做出调整，在宝宝准备回到浅睡眠前几分钟先观察，不要着急马上干预，看看宝宝是不是还需要我们的帮助，有些宝宝已经掌握了接觉的技能，而有些宝宝我们需要给予更多的时间、耐心和信心，陪伴他慢慢成长。如果是在入睡的时候用"嘘拍法"才能哄睡的宝宝，在接觉的这个过程中也需要用"嘘拍法"接觉，同样需要保持一致性。

我们做好了以上几点，并排除宝宝身体和饥饿等原因，就能帮助宝宝顺利过渡到下一个睡眠周期，这时白天宝宝小睡每次就能达到 80~90 分钟。我们还会惊喜地发现，白天小睡好的宝宝，晚上睡眠也有所进步。再经过一段时间的巩固，宝宝就基本掌握了接觉的技能。

在宝宝需要接觉的时候，妈妈们往往会有疑虑。到底该

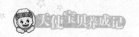

把握怎样的度，需不需要在宝宝醒来之前提前去按住宝宝的手或是身体，宝宝身体开始动的时候，要不要马上用"嘘拍法"。

我们应该综合来考虑，因为每个宝宝的个性不同，每个宝宝睡眠问题的严重性也大不相同，我们要依据实际情况自己判断。这里我们给出如下明确的指导意见。

（1）敏感型、脾气急躁型宝宝在开始训练的时候，可以提前介入。

（2）如果开始先按压宝宝的身体能接觉，就不需要加强哄睡的强度。

（3）如果宝宝在床上用"嘘拍法"就可以接觉成功，就没有必要抱起嘘拍。

五、如何避免"睡眠干扰"

我们经常能收到这样的求助：宝宝2个月之前都和大人同睡一张床，挺好的。可是现在发现夜里频繁起夜了，是不是猛涨期到了？需不需要喂更多的奶？为什么给奶后，这个情况没有明显改善的迹象？

其实0~1个月小月龄的宝宝主要的生活状态就是吃了睡睡了吃，因为神经发育不完善，很少活动，也很少醒着。以前大人的说话声、脚步声和同床睡时大人翻身的动静对宝宝来说都是可以忽略的。但随着宝宝大脑神经的快速发育，视力、听力的发育完善，对外界的干扰会愈发敏感。原本同床没有影响，1~3个月后影响变大，这种变化我们不该无视，也不用感到奇怪。成人和宝宝的睡眠周期分别是90分钟和45分钟，宝宝夜间处在浅睡眠和深睡眠的频繁交替过程中，与成人相比更容易被打扰而中断。大人的打呼声或翻身异响，床垫的晃动，都会干扰正巧处于浅睡眠的宝宝，我们建议宝宝浅睡眠阶段尽量安静，白天和晚上都放在婴儿小床中，避免这种干扰。当你家宝宝有类似问题的时候，尝试给宝宝睡独立小床，也许问题就会解决了。如果你们不希望宝宝3岁时还赖着要和爸爸妈妈睡一张床，就尽早行动吧。

我们建议从宝宝出生就开始睡小床，因为如果妈妈和宝宝同睡一张床，是很难休息得很好。宝宝在身旁，妈妈就会时不时地醒来看看宝宝是否无恙。很多妈妈产后神经衰弱便与长期的紧张情绪和糟糕的睡眠紧密相关。其实只要遵循养育过程中的注意事项，宝宝独自睡在小床里的安全系数比和大人睡一起还要高得多，妈妈们真不必焦虑。宝宝的小床可以与大人的大床高度齐平放置，兼顾安全、安静、喂养方便等需求。

有人会问：不是说平时不要刻意太过安静，以免以后环境稍微有点动静宝宝就无法入睡吗？首先我们要分清状况，当宝宝睡眠困难影响到健康成长发育的时候，应优先处理哪个问题呢？另外，我们通常说的不要太过安静是指宝宝进入深睡眠的时候家里正常的说话声响。这里我们要培养有睡眠问题的宝宝度过浅睡眠，在小宝宝掌握入睡和接觉技能之前，还是需要尽量地保持安静。随着宝宝月龄的增大，宝宝的抗干扰能力也会变得越来越强，这些困扰自然会迎刃而解。

还有一种干扰称为："宝宝你醒啦？"是的，很多新手

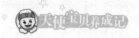

父母最容易犯的一个错误，就是当宝宝处于浅睡眠与深睡眠过渡的阶段时，偶尔宝宝眼睛会睁开，或脸部有微笑的表情，或手脚会动，或翻个身，等等，他们都会以为宝宝已经醒来，马上去把宝宝抱起来。原本没有醒的宝宝，这时候就真的彻底醒了，经过2~3次的强化，宝宝就会习惯性醒来，等着大人过来抱他，陪他玩耍。可以很肯定地告诉大家：宝宝的睡眠问题其实大多数是在大人们不经意间造成的。

通过本节有关宝宝睡眠基础知识的学习，可以纠正我们育儿观念中很多错误的认知，而观念的改变更有助于我们保持理性，不偏离解决问题的正确轨道。

第二节　新生儿的各种自然反射

本节将详细讲解几种影响宝宝睡眠和吃奶的自然反射，帮助大家在养育宝宝的过程中做出正确的判断，以便采取更为合理的举措。

一、惊跳反射

惊跳反射又称为莫罗反射，它的定义是：灵长类动物的幼畜遇到危险的时候，自然抓住母畜身体的能力。反应在宝宝身上，就是看到宝宝在受到惊吓的时候，会四肢向内收缩拥抱，就像遇到惊吓要抱住妈妈的感觉。宝宝无论在清醒的时候还是在睡觉的时候，都会因为外界突然的声响刺激启动惊跳反射，即俗称的把宝宝吓一跳。有很多参考文献都把惊跳反射和神经发育混为一谈，我们认为非常有必要将二者分清楚，否则会影响大家接下来的各种决策。

通过本节学习，不要再把宝宝睡眠中乱动手脚，都归为惊跳反射了，因为这无法解释为什么宝宝在非常安静的环境中睡觉也会乱动手脚。

二、神经发育

很多新生宝宝在睡觉的时候手脚会不安分地动来动去，爸爸妈妈就非常担忧，认为宝宝是不是缺钙了，是不是受到惊吓了，是不是哪里不舒服了，还会担心是不是痉挛症。其实小月龄宝宝在睡眠中手脚会抖动是非常普遍的现象，这是由于宝宝神经发育不完善所导致的，有时候睡梦中的宝宝还会出现丰富的面部表情，也是这个原因。因为人体在入睡后大脑还是处于高度活跃的状态，大脑还会时不时地向身体各个肌肉组织发送运动信号，新生儿的脊椎神经尚未发育成熟，无法完全阻断这些信号，所以导致宝宝在睡觉中手舞足蹈或微笑。以上属于正常现象，千万不要误以为宝宝醒了。

即使是成人在睡眠中偶尔手脚也会惊跳，这也是由于脊椎神经偶发的信号阻断失败导致的。爸爸妈妈们不要担心，随着宝宝神经发育的完善，这些问题会自然消失。

如果宝宝睡觉的时候手脚乱动，干扰到他自己的连续睡眠，我们就该及时介入，一般可以用裹襁褓的方式包裹宝宝，或是用毛巾卷给宝宝前后做依靠支撑，再或是购买专门为宝

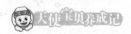

宝设计的"多姿态安睡床中床"。

温馨提示：如果宝宝 6 个月以上，两种生理现象仍没有慢慢消退，就要注意是否有神经发育的问题，请及时到医院检查，以便及早发现问题，及早诊断治疗。

（扫描后记二维码，观看教学视频。）

对于裹襁褓，很多妈妈持反对意见：裹着太热、裹着不舒服、影响身体发育、手脚活动不方便等等。妈妈们觉得会束缚婴儿，也许是大人自己有幽闭恐惧症，就把自己的这种感觉投射到宝宝身上，他们会想："宝宝讨厌被包裹，他的手脚在里面乱动是在抗议。"其实宝宝这时候的手脚乱动是一种无意识的，哪怕不包裹也一样会乱动。当宝宝累了、困了，自己很难平静下来入睡的时候，裹襁褓是给宝宝一种在子宫里的感觉，是一种帮助宝宝很快平静下来的好方法。一般建议要包裹到 3 个月左右，因为这时候多数宝宝会有意识地发现并学会使用自己的小手了。也有个别宝宝需要包裹的时间长点，至 5~6 个月时间，这个得根据每个宝宝的发育情况来判断。即使不愿意裹襁褓的父母，也需要用别的工具模仿被包裹或依靠的感觉，敏感型宝宝，我们是强烈建议裹襁褓的。但是如果活跃型和急躁型宝宝一出生没有习惯裹襁褓，中途再裹是非常困难的，因为他们讨厌被束缚起来。

下面我们把妈妈们的疑惑为大家一一解答。

1. 裹着太热

答：我们完全可以用空调创造一个四季如春的生活环境，只需要在宝宝睡觉的时候，保持室温 24℃ ~26℃之间，就根本不存在夏天太热，不适合裹襁褓的问题。并且大量事实证明，这种方法对宝宝的睡眠特别有帮助，只要室温适宜就不会因裹了襁褓而引起宝宝的热疹和湿疹。这个热，只是妈妈觉得热。

2. 裹着不舒服

答：宝宝出生前在子宫里面的状态比裹襁褓要紧得多，而裹襁褓对宝宝来说有种在子宫里被包裹的感觉，这会让宝宝非常有安全感和感觉非常舒适，只是我们在臆想宝宝不舒服，其实宝宝的感受恰恰相反。

3. 影响身体发育

答：我们都知道传统育儿中有一种裹蜡烛包的方法，这种裹蜡烛包和现代科学的裹襁褓根本不是一个概念。裹蜡烛包是从手到脚都裹得结结实实，根本不给宝宝髋关节和腿部活动的空间，这种方法确实是错误的。现在科学的裹法是：手臂紧，髋关节和腿部松，既考虑了身体上半部分的包裹，也考虑了身体下半部分的活动，做到上紧下松。而且仅仅是在宝宝睡觉的时候才给裹上，其他时候是不用包裹的，所以完全不用担心宝宝的身体发育问题，这种科学的裹襁褓方法在欧美国家也非常盛行。

4. 手脚活动不方便

答：因为 3 个月内的宝宝还不知道手脚是自己的，这个月龄的宝宝无法控制自己的手脚，想入睡又睡不着的时候，

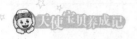

常常会被自己的手舞足蹈吓到，在深浅睡眠交替的过程中，也容易干扰到自己的睡觉。况且我们只是在宝宝睡觉的时候才裹上襁褓，避免宝宝睡眠的时候手脚乱动，宝宝醒着的时候是不包裹的，所以根本不会影响宝宝的身体发育。要知道，高质量的深睡眠更加有助于宝宝的身体和大脑发育。

三、宝宝的吸吮反射

老一辈都会教我们一种方法，这种方法在妇产医院仍在广泛流传，就是让妈妈将自己的手指关节放在宝宝的嘴角，试探宝宝会不会吸吮妈妈的手指，以此来判断宝宝是不是饿了，有没有到喂奶时间。

这其实是一种有争议的方法，因为吸吮反射的作用，宝宝每次都会吸吮，难道每次都是饿了吗？错误的认知造成的不良后果就是过度喂养及"零食嘴"，妈妈们也非常辛苦，每小时给宝宝喂一次奶，有些妈妈甚至把宝宝挂在乳房上，吃吃睡睡，生怕饿着宝宝。可未曾想做了吃力不讨好的事，最终造成宝宝胃肠道负担和肠胀气、腹胀疼等，而宝宝身体的不适肯定会影响睡眠。所以，需要一套科学的喂养规律来帮助我们判断宝宝是不是真的饿了，我们将在第五章节的EASY 程序中为大家详述。

通过本节的学习，我们把经常混淆的概念给厘清了，在有关宝宝问题上应该要严谨再严谨，因为错误的概念不可能引出正确的结果。

第三节 宝宝疲倦为什么不睡觉

当宝宝晚上睡不好的时候我们总会臆想：是不是白天让宝宝少睡点，夜里自然就会多睡点呢？但是现实却是残酷的，宝宝白天是少睡了，晚上睡眠也没有任何好转的迹象，甚至变得更加糟糕。为什么会这样呢？各位想想我们成人又是怎样的，如果白天工作很累，精神压力又大，且没有任何短暂的休息，晚上会睡得更香，还是迷迷糊糊地很难入睡？虽然不排除有人累了倒头就睡的情形，但是大部分人是不是和宝宝一样，辗转难眠呢？

如果我们从生物学角度去分析以上现象，就不难理解了。科学家对人类睡眠研究证明，当人在疲倦的时候，人体中的4种化学物质：皮质醇、多巴胺、肾上腺素、去甲肾上腺素的浓度会升高，帮助人体在疲倦的时候抵抗疲劳，保持大脑处于兴奋和清醒的状态。这时候宝宝多表现出兴奋、易怒、急躁、难以入睡等症状，而这些化学物质的浓度延续到晚上也难以消退。一边是身体疲劳需要休息，一边是人体保护机制作用让大脑保持兴奋。

追溯到远古时代，古人为了存活下去，不被猛禽走兽威胁生命，不被别的族群掠夺食物，需要时刻保持警醒和狩猎的状态，他们体内会产生一种自我保护的防御机制，也是靠这种身体机制他们才能在疲倦的状态下打猎、打仗乃至逃亡。这就是当人疲倦的时候分泌出的化学物质不是帮助人体休息，

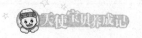

而是要保持兴奋的原因。有了这个线索，我们就知道了不能等宝宝疲倦，要在倦意出现之前就安排睡觉。

有一种观点：睡眠驱动睡眠，指的是人会越睡越想睡。不论是成人还是宝宝，都不应该在过度疲倦的时候才安排休息，尽量不要让宝宝的活动过于兴奋和持久，因为对于小月龄宝宝来说，他们的身体容易疲倦。而作为没有自主能力的宝宝，完全得依靠我们大人给予安排和帮助。给宝宝提前安排好每天的吃、玩、睡的时间，既保证了白天高质量的小睡，又为晚上好睡眠提供了条件。后面的章节我们会详细地讲解EASY 轻松育儿程序如何建立，正是有了程序的时间参考，才能预估宝宝每天的生活作息，才能准确预估宝宝疲倦的时间，提前准备睡前程序，并且还能预估什么时候该喂奶了，解决过度喂养的问题。

学习重点：以下白天小睡时间安排可作为参考：3 个月内宝宝我们常会在宝宝醒后 1~1.5 小时就要安排小睡，4 个月以上的宝宝，通常在醒后 1.5~2 小时就要安排小睡。以上是各月龄宝宝白天醒后容易出现疲倦的时间，是非常重要的参考依据。

案例：

上海普陀区安安 4 个月的时候，我们的咨询师接到她妈妈的咨询求助，提供的情况如下：安安，女，4 月龄，早上 6 点醒后一直到 10 点多才睡觉，这一觉可以睡 2~3 小时，每次睡前都哭闹难哄。每到周末，爸爸妈妈休息在家，宝宝白天干脆就不睡了，一直到晚上 10 点多才入睡，睡前同样要哭闹好一会儿。爸爸妈妈担心这个情况会越来越糟，希望能得到咨询师的帮助，让宝宝的作息回归正常。

咨询师上门后通过观察和详细了解得到的情况如下：1. 从宝宝 2 个多月开始，爸爸就认为孩子白天要等她自己想睡的时候才哄睡觉，不能强迫；2. 爸爸还认为不管什么时候，哪怕白天，一旦宝宝睡着了，就不能打扰宝宝，睡多久都不能叫醒孩子。（我们建议宝宝爸爸要认真学习本书，很多宝宝睡眠问题、吃奶问题正是爸爸的错误认知造成的。）

改进建议：咨询师建议，按 4 个月龄宝宝的生长特性，做如下改变：1. 吃、玩、睡间隔 4 小时一个循环，4 个小时内睡一次，每次小睡时间不要超过 2 小时；这 4 小时循环指的是从第一次吃奶开始，到下一次吃奶时间，中间间隔是 4 小时。2. 白天宝宝醒后 1.5 小时，就要开始准备睡前仪式，睡前半小时不进行刺激性大的活动，只玩些安静的游戏。

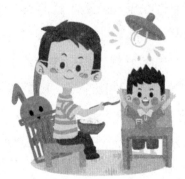

两天后，妈妈反馈信息，宝宝的生活作息恢复正常了。

育儿小知识：有个别的宝宝，白天小睡时间非常少，但是他们晚上却睡得很好，同时，身高、体重、头围指标都非常正常，发育好，吃得好，玩得好，睡得好，精神状态也非常棒，说明这个宝宝天生就不需要太多的白天小睡，这也属于正常现象。所以我们要判断一个宝宝睡眠到底好不好，得

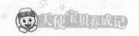

结合以上各种因素一起考虑。

爸爸在很多家庭的育儿过程中起主导作用，这是一个好现象，说明越来越多的爸爸乐于参与其中，帮助妈妈减轻负担。但需要注意的是，爸爸们不能仅凭自己有限的认知，理所当然地认为应该怎样做，而应该在相关专业知识上加以学习，相信科学。否则成也萧何败也萧何，很有可能成为培养天使宝贝之路的绊脚石。

第四节　如何破解奶睡、抱睡问题

奶睡、抱睡是妈妈们最常用的哄娃方法，连很多母婴护理师也在用，但是不代表这是好方法，要说是饮鸩止渴也不为过。虽然当宝宝闹觉或是哭闹的时候，用这两个方法安抚宝宝和哄睡貌似最有效，也最方便，但时间长了，两种方法的弊端便显现出来了。随着宝宝体重的增加，抱睡会成为很大的负担，并且妈妈们会发现，抱睡的时间越来越长，放床上的时间越来越短，直到一刻都放不下。而奶睡的主要不良后果就是养成宝宝"零食嘴"的习惯，1~2小时就要喂一次，给宝宝原本脆弱的胃和肠道造成更重的负担，肠胃根本没有

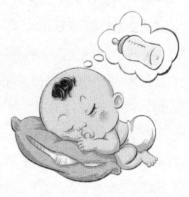

休息的时间，腹胀、消化不良等问题就会随之而来，宝宝的睡眠也会因身体的不适变得越来越糟，宝宝的脾气也会变得越来越急躁，越来越爱哭闹，最后奶睡也无法安抚了。妈妈们如果不想让这种状况发生在自己宝宝身上，就要摒弃这两种错误的哄娃方法。

这里先解释下什么叫"睡眠联想"，如果宝宝入睡的时候是抱着（奶睡、走动、抖动），宝宝在浅睡眠的时候会多次睁眼观察周边环境是否发生了变化，没有变化则安心入睡，如果醒来发现环境和入睡前变得不一样，就会做出哭闹反应，希望能回到最初抱睡的状态，如果无法满足，就会加强哭闹的程度，以引起大人的注意。同理，当宝宝从深睡眠过渡到下一个睡眠周期的浅睡眠时，也会睁眼确认环境的变化，宝宝会很自然地把睡前的环境、声音、动作、人等细节与睡眠联想在一起，稍有不同，就会启动警报模式。

妈妈们还喜欢抱着宝宝在客厅看电视，等宝宝熟睡后再抱宝宝去卧室放下，可是没过多久，当宝宝醒来发现入睡前抱着自己的妈妈不见了，客厅的电视声音没有了，环境也发生了变化，就会惊醒而哭闹，妈妈这时候再进屋哄睡就会很难，但只要抱回到客厅宝宝又会很快入睡。

再举一个成人例子让大家能更好地理解宝宝这种行为。成人在入睡前身边躺着自己的爱人，夜里醒来发现身边的爱人变成了一个披头散发的怪物，成人会马上惊醒，且惊吓后很难再次快速入睡。缺乏安全感的宝宝醒来后的感受也是类似的。当宝宝在抱睡（奶睡、走动、抖动）等情形下入睡，

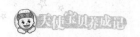

一个睡眠周期结束，从深睡眠重新回到浅睡眠的时候，察觉自己一个人躺在床上，他就会感到没有安全感，希望回到入睡时候的状态，就这样不知不觉中培养了宝宝需要抱睡（奶睡、走动、抖动）的习惯。很多妈妈说宝宝睡不踏实，其实就是这个原因。

我们的解答思路就是让宝宝入睡前的状态和醒后的状态保持一致，最正确的做法就是不要抱睡（奶睡、走动、抖动等）后再放到小床上，应保持固定不变的睡眠环境。让宝宝入睡前就在小床上，这样不论宝宝何时醒来都会很乖地在小床上自己玩耍等待，因为他知道，妈妈很快就会出现，并给他喂奶，这还在无形之中培养了宝宝的自信心。大家可以在平时仔细观察一下，自己家宝宝会不会在浅睡眠阶段不断睁眼确认环境、声音、陪伴的人等是否发生了变化，来确定自己是否安全。

妈妈们一定想知道不抱睡、不奶睡，还有什么方法能让睡前哭闹的宝宝平静下来，请不要着急，看完全书就能找到答案了。当然有些家长潜意识认为：我家有的是人，孩子有人抱，没有关系，大宝就是这样抱大的。我们身边甚至就有客户请母婴护理师专门回去抱着宝宝睡觉。他们觉得这就是爱，我们真的是无可奈何！

阅读提示：想解决抱睡和奶睡重点看下面两个章节。

第二章　建立与宝宝之间的情感纽带。首先要先建立宝宝对我们带养人的信任，让宝宝感到有安全感。

第六章　按月龄选用正确的哄睡工具。这一章中会教大家使用正确的哄睡工具，杜绝抱睡（奶睡、走动、抖动）等错误方法。

要想破解奶睡、抱睡问题，最好的办法就是不要再奶睡、抱睡，笔者也不禁感叹：好有哲理的总结！

第五节　宝宝的昼夜节律及变化

有一种流行的说法：为了避免造成宝宝黑白颠倒，我们白天的时候要打开窗帘，让房间明亮，傍晚的时候要关上窗帘，让房间黑暗，给宝宝一种昼夜分明的睡眠环境。这种说法是正确的，但不够全面，因为生活中妈妈们都是这样做的，可为什么还有那么多宝宝产生了黑白颠倒的问题呢？

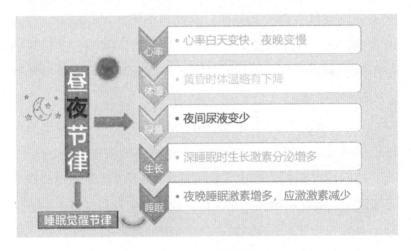

昼夜节律图

要解答这个问题，我们还是得先学习昼夜节律的相关知识，人们常说的生物钟就是控制昼夜节律的大脑系统，昼夜

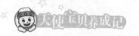

节律不仅仅控制着我们的睡眠和觉醒，还控制着我们人体大部分的机能运作，如心率、体温、尿量、生长和睡眠。而在妊娠早期，妈妈通过脐带传送褪黑素给宝宝感知昼夜；妊娠中期，宝宝大脑的生物钟开始形成，但远没发育完全；出生后，脐带剪断了母体褪黑素的供给，这时候宝宝的睡眠是混乱的，所以我们常说小宝宝最容易出现黑白颠倒的情形。

那么该如何避免0~3个月内宝宝出现黑白颠倒的情形呢？除了前面说的窗帘，其实还有更重要的地方需要注意，那就是宝宝白天每次小睡时间不要超过2小时。但大多数父母会犯不忍心叫醒熟睡中宝宝的错误，如果宝宝白天2次以上小睡超过3小时，或是一次小睡4小时以上，就容易形成黑白颠倒。因为白天睡觉过多，一定会错过1~2次的喂奶时间，宝宝生长发育所需的营养在白天就得不到满足和储备，白天进食少，晚上一定会醒来补吃的，这和大家都明白的拆东墙补西墙的道理一样，妈妈们知道真正原因后就可以采取措施避免踩坑了。

前面提到的褪黑素是夜晚降临时大脑松果体分泌出的一种化学物质，它能让人产生困意，帮助人体慢慢进入睡眠模式。所以我们建议妈妈们在宝宝临睡前1~2小时就把灯光调得尽可能地暗，最好用柔光的小夜灯，放置在床沿高度以下位置，避免光线直射宝宝的眼睛。不要临睡前才开始关灯，毕竟褪黑素的分泌也是需要时间的。

另外还有一个重要的化学物质叫"皮质醇"（又称肾上腺皮质激素），它是阳光或是明亮的灯光照射后人体分泌的，能让人马上保持清醒。
这也是我们晚上为什
么不建议妈妈们开灯
活动的原因，这个活
动包括喂奶、换尿不
湿、洗屁股等。我们
应该尽可能在夜晚给
宝宝营造昏暗的睡眠
环境，不能在婴儿房
突然开个大灯找东西。

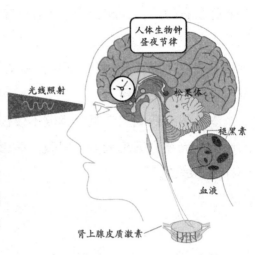

（当然这并不是要妈妈们摸黑喂奶等，这样也不利于观察宝宝，
必要的昏暗光线还是要有的，否则不安全。）

失去母体褪黑素供给，小宝宝又是通过什么来调节睡眠和觉醒的？

答：月子里的宝宝通过饥饱来控制，饿了吃，饱了睡。

所以我们白天要定时唤醒宝宝，定时进食，使其区分白天和夜晚。

如果您家宝宝的脾性是属于敏感型的，出生后的 10 多
天，白天屋内光线比较明亮，可以断定这个宝宝白天的小睡
质量通常也不会很高。因为敏感型宝宝很容易被细微的刺激
干扰到睡眠。正确的做法是，白天宝宝小睡时间也拉上窗帘，
保持房间黑暗；醒来后及时打开窗帘，保持房间明亮，完全
不用担忧这样的操作会造成宝宝的黑白颠倒。另外，宝宝从

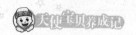

3个月左右开始，大脑就会分泌褪黑素了，而褪黑素是人体调节睡眠的最关键的化学物质，我们会发现很多黑白颠倒的宝宝在3~4个月的时候睡眠自己变好了，这正是宝宝身体发育逐步完善的结果。

本节教会我们宝宝黑白颠倒不仅仅是白天没有拉开窗帘的原因，而是白天睡太多，导致白天食物摄入不足，晚上需要补充造成的。

第六节 新观念与老观念的碰撞

中国民间都流传以下几种育儿说法。

1. 孩子白天不睡，夜里才能睡好

纠正：只有保证白天的高质量小睡，夜里才能睡得好。这在前面章节"宝宝疲劳为什么不睡觉"中解释得很清楚，白天睡不好的宝宝，夜晚的睡眠也会断断续续的。

2. 孩子睡前哭闹就是不想睡，不要强哄

纠正：宝宝此时的哭闹，排除了身体不适的原因，通常还有两个方面的因素影响，一是家长错过了宝宝的最佳睡眠时间，家长应依据宝宝的作息表提前15分钟开始睡前准备程序，不能让宝宝过度疲劳。这时会发现，提前哄睡宝宝更加容易些。二是宝宝闹觉是表示孩子要睡觉了，而又不知道如何让自己安静下来去睡觉，他在寻求大人的帮助，希望有人可以教他如何安静下来入睡。依据宝宝的性格脾性，大人给予适度的帮助还是非常有必要的。

3. 孩子小时候睡不好，大了自然就好了

纠正：宝宝有不良的睡眠习惯，比如依赖奶睡、抱睡等，6 个月后并不会如愿消失变好。如果不加干预和正确引导，宝宝 1 岁了我们还是不得不面对这个难题。其实越小的宝宝越好调整，及早行动，不要再犹豫了。

4. 孩子半夜哭闹是被吓到了

纠正：小宝宝也会做噩梦，与白天所受的刺激和大脑神经控制的非正常觉醒有关。我们要尽可能在上午安排活动量大的游戏和节目，下午的活动以温和为主。

每次新旧观念的碰撞总会迸出火花，即使争得面红耳赤，也难见高下。如果持旧观念的人不信科学，可以先试试他们的方法，如果无效，再试试我们的方法。这里无关辈分，也无意挑战谁是一家之主，我们只关心哪种方法对宝宝身心健康最有利。

第七节 爸爸妈妈也需要好睡眠

其实爸爸妈妈除了没日没夜地照顾新生宝宝外，还得兼顾日常的工作和家务琐事，确实非常辛苦，自己的睡眠也是很大的问题，在此我们教大家一个适合成人的快速睡眠法，经过一段时间的训练，很多睡眠不好的成人都能快速入睡。

在学习成人睡眠法之前，先看一个有趣的调查，我们的

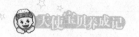

调查对象是近 500 位经常熬夜的母婴护理师。调查发现有 60%~70% 的母婴护理师都有入睡难的问题,这部分人中绝大多数人都喜欢侧睡,很少平躺睡觉。剩余睡眠还不错的母婴护理师,基本上都是平睡或是趴睡,也有极少数人任何姿势都能很好入睡。从中我们就能看出些端倪,平睡时大概率睡得香,侧睡时大概率睡不着。因此,如果你想改善自己的睡眠,就得先克服平睡不舒服、平睡时更睡不着的心理障碍。笔者也曾经受睡眠困扰,但正是运用了这套睡眠训练法,才得以解脱,享受到高质量睡眠带给自己的种种好处。接下来教大家详细的步骤。

步骤一:四肢平躺在床上,用双手指腹力度适中地按摩眼睛 5~10 下,放松因为长时间用眼导致的眼睛疲劳。

步骤二:放松头部,做仰头动作,后背随之弓起来,保持 2~3 秒,再放平,连续做 5 组以上。

步骤三:放松肩部,轻轻抖动肩部,放松肩部肌肉。再顺势轻轻抖动双臂、双手。整个放松持续 10~15 秒。(很多人做完以上 3 个步骤,就会不由自主地打哈欠,如果没有打哈欠,请尝试自我打哈欠,发信号告诉身体,该睡觉了。)

步骤四:深呼吸 5~10 次以上,让胸腔充满空气。如果这一步你漏做了,可能会感觉平躺的时候呼吸困难,没有关系,马上补做就可以。

步骤五:紧绷和放松大腿与小腿的肌肉,在床上轻轻抖动双腿,让腿部肌肉有放松的感觉。脚掌做垂直绷紧的动作,又称勾腿,呈 L 型,如下图。连续做 5~10 次以上。勾腿在医

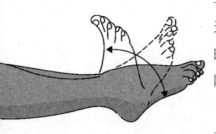

学上有个专门的名词：踝泵运动。通过踝关节的运动，起到像泵一样的作用，增强下肢的血液循环，预防血栓的形成。

步骤六：接下来是最重要的一步，就是大脑放空，什么都不要想，并告诉自己要睡觉了。刚开始训练的时候大脑会不由自主地想事情，这时要及时拉回来，强迫自己不要想任何事情。刚开始训练第 6 步是最难做到的，因为睡眠不好的人，总是在胡思乱想。需要不断地训练，学会让自己放空，并告诉自己：不要再想了，我要睡觉了。

整套成人睡眠训练法是从身体的放松到思想的放松，刚开始你可能会花费 20 分钟才能睡着，也可能更久，但是接下来的几天入睡所花费的时间会不断缩短，10 分钟、5 分钟，直到 2 分钟就能快速入睡了。希望所有爸爸妈妈们都能通过以上练习掌握如何快速入睡的技巧，只有好的睡眠才能让我们拥有充沛的体力和精力来照顾宝宝。

注意：以上方法并非绝对有效，不过大家可以尝试一下。

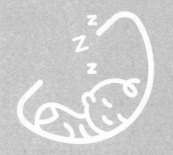

天使宝贝养成记

第二章

建立与宝宝之间的
情感纽带

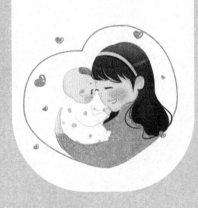

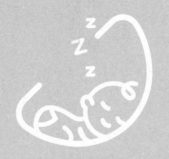

很多妈妈们有疑惑，前面讲完了睡眠的基础知识，接着讲情感，情感和宝宝睡眠有关联吗？为什么要讲？能不能别浪费时间了，跳过此章直接学哄睡方法？如果你们跳过了，到时任何好的哄睡方法，任何好的睡眠程序在你家宝宝身上不起作用，也不用感到奇怪了。

宝宝虽不会说话却最有灵性，他能感知带养人的情绪，能感知带养人的心情，所以脾气不好、对宝宝没有耐心的妈妈们，请不要去责怪你的宝宝难哄、难带，也不要抱怨宝宝睡眠有多么糟糕。你们自己想想，成人受到周边人糟糕情绪的影响，心情会好吗？食欲会好吗？会不会也有种寝食难安的感觉？这一切的负面情绪都是我们带给宝宝的，怎能再要求宝宝更多？！我们该做的，就是马上管理好自己的情绪，为自己，也为宝宝。

第一节　父母要具备 5 颗"心"

父母必须具备 5 颗"心"，才能更好地与宝宝建立情感、信任与安全感，同时，父母也必须抛弃怜悯之心。

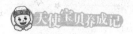

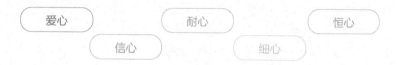

| 爱心 | 耐心 | 恒心 |
| 信心 | 细心 | |

一、爱心

无论是爸爸妈妈，还是作为带养人的母婴护理师，都需要有爱心。宝宝能感知到我们的爱，爱是一种毫不保留、不求回报的付出，是每隔 2~3 小时喂一次奶却丝毫没有怨言，是夜里时不时醒过来查看宝宝是否一切无恙，是当宝宝哭的时候会感到心疼，而这一切宝宝都能感知到。在一个充满爱的家庭环境中长大的宝宝，他们各方面的表现都会比同龄人出色，让人满意。

新闻报道中，常有亲生父母或是母婴护理师虐待宝宝的事件发生，这是一种被整个社会唾弃和鄙视的行为。如果你是一名母婴护理师，宝宝哭闹不知道怎么哄，请先认真看完全书。无论照顾宝宝有多么辛苦和疲惫，都不要带着情绪工作，把气撒在宝宝身上，有问题的不是宝宝，而是你们不够了解宝宝，缺乏专业的技能。不论何种原因，都不能成为施

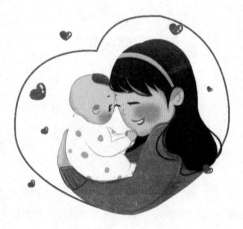

暴的理由和借口。

因此，"爱心"是我们养育宝宝必须具备的第一要素。

二、信心

大家都知道要想真正做成一件事，必胜的信心是很重要的。第一，我们要对宝宝有信心，相信他也在努力融入全新的环境和生活。在吃奶遇到挫折的时候，也在学习如何掌握吸吮的技巧，学习如何平静地入睡，学习各种新知识。第二，我们要对自己有 100% 的信心，相信自己可以把养育宝宝的过程中出现的各种问题一一解决。没有人天生就知晓一切，都是通过不断学习掌控局面。在你第一次尝试用"嘘拍法"哄睡宝宝时，10 分钟，20 分钟，准备放弃的时候，请告诉自己"再坚持一会儿，一定能成功"。也许多坚持几分钟，你会发现，原来自己也可以正确哄睡宝宝了，所幸刚才没有放弃。

三、耐心

由于新生宝宝与我们的交流非常的"简单、粗暴"，就是用哭来表达一切，这不禁让人担心，爸爸妈妈们是否有足够的耐心来学习照顾宝宝的技能呢？养育宝宝千万不能只是新鲜好奇几天，等过了新鲜劲，听到宝宝哭，就没有耐心再坚持下去了，直接丢给家人或是母婴护理师带养了。有一个公

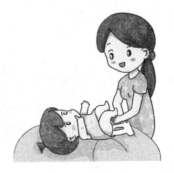

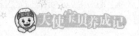

式：妈妈脾气急躁 = 宝宝吃不好 = 宝宝睡不好。请先改变自己，然后改变宝宝。

新手爸爸妈妈更不能有急躁的心理，要有极大的耐心每天重复做相同的事：喂奶、消毒奶具、换尿不湿、清洗衣服、给宝宝洗屁股、洗澡等等，还得做到 365 天无休，这对于很多初为人母的妈妈来说是极大的挑战。如果妈妈失去了耐心，就会莫名地发脾气，甚至把气撒在宝宝的身上，这就违反了第一个"爱心"，一旦这样做了，就打破了宝宝与你之间的信任纽带。这也解释了为什么睡眠不好的宝宝，妈妈的性格通常也是急躁没有耐心的。请接受宝宝的哭，接受宝宝的脾气，让宝宝的情感指导我们，而不是让宝宝顺从我们。

四、细心

在养育宝宝的过程中，宝宝身体上出现的细微变化都要认真观察，如屁股是不是红了，奶溢到脖子里有没有及时清洗，身上是不是出热疹了等，细心能帮助我们及早发现问题，及早采取应对措施。宝宝的睡眠问题往往只是因为一些细微的外部因素，请不要忽视它们。

五、恒心

做任何事都不能半途而废，要有始有终，这是学校老师一直教导我们的，养育孩子也一样，1 年，2 年，3 年，需要一直沿着正确的方向走下去，这需要我们有很大的恒心。部分睡眠障碍比较严重的宝宝，我们在开始介入调整的时候会碰到很大的困难，比如帮一个6个月的宝宝戒除抱睡、奶睡的问题，我们需要用抱起放下法，即不停地抱起、放下。有些宝宝10分钟就能入睡，有些宝宝可能30分钟都不能成功，但是只要坚持用一种方法，经过几天的适应，就能纠正这些问题。如果在中途或是即将成功的时候放弃，不仅前功尽弃，而且下次想再用这个方法，也会变得更加困难。

其实很多家长没有该具备的5颗"心"，却总是怜悯之心泛滥。一看到宝宝哭就觉得宝宝好可怜，就要马上抱起来，听不得宝宝一点哭声，却不知，这样的大人更值得我们的同情。

第二节　宝宝也有情感需求

宝宝从一出生就有情感需求了，他们也需要家人亲密的拥抱和温柔的安抚，但是请注意，在宝宝掌握语言技能之前，他们大部分时间只能用哭和肢体动作来表达情感和需求。当宝宝哭的时候，并不意味着你不是一个好父母，他只是在告诉我们他的某种需求，有时候像是在说："快来帮帮我，我不知道如何入睡。"或是在说："妈妈我饿了，能快点喂我吗？"我们要做的就是学会解密宝宝每种哭、每个表情和不同肢体语言所要表达的意思。每个宝宝都有与众不同的地方，所以"婴语"是世界上最难懂的一门语言，无法单凭以前的经验一概而论。通过不断学习我们能很快识别宝宝在饥饿、疲劳、疼痛或是无聊时所表现出的各种哭声和身体语言，及时准确

地给予宝宝回应，这时候宝宝就与我们建立了信任。

现在"90后""00后"年轻的爸爸妈妈们，可能自己还是一个没有长大的孩子，大多还没有做好当爸爸妈妈的准备，也没有做好角色的转变，甚至还沉浸在被自己父母溺爱的状态。家庭条件较好的，会请母婴护理师来帮忙照顾最初、最难的时间（前两个月），条件更优越的则会请2~3年母婴护理师，帮助照看大家认为最难带、最累人的阶段。可是0~3岁其实是父母与宝宝建立情感最重要的阶段，而且，宝宝终究有一天需要由父母来主导陪伴和养育，有些家庭会发现宝宝与父母之间的情感甚至比不过请的母婴护理师，继而父母开始吃醋，然后辞退母婴护理师。可即便如此，父母与宝宝之间的情感问题仍然无法解决。

这些案例告诉我们，作为父母，在孩子出生后就要学会与宝宝建立情感纽带，需要给宝宝足够多的陪伴，我们可以有自己的工作和事业，但是在回到家的时候，应给宝宝全身心的陪伴，积极参与宝宝的养育过程。这个陪伴不是一边喂着奶还一边看着手机，也不是只顾着打游戏心不在焉的看护，而是要求父母们身心合一的陪伴。父母是否用心了，宝宝是能感知到的，请不要不以为然。很多时候母乳分泌不足，也和妈妈没有身心合一有一定关系，因为当哺乳期妈妈心思不在宝宝身上的时候，大脑就不会大量分泌催产素，而催产素是决定乳汁多少最关键的因素。

3个月左右的宝宝就开始学会与我们进行"非哭声的交流"了。4个月开始，大脑上部的脑边缘系统开始发育，宝宝开始学会辨认家人的面孔和环境，多了些笑声，少了些眼泪，会用咿咿呀呀的声音表达自己的情绪，不是只会用哭声了。这是一种明显的进步，这段时间也是宝宝掌握情绪适应能力的过程。虽然宝宝这个阶段还不能完全控制自己的情绪，但是我们的语言安抚宝宝更容易接受了，这时，我们的声音就足以帮他平静下来。比如可以说："宝宝醒啦？稍等下哦，妈妈正在给你泡奶喝。"当宝宝听到我们的回应，就会乖乖地躺在床上耐心等待。

记住这句话：你对宝宝用了真情，宝宝定会回报。

第三节　建立信任与安全感

不论你家宝宝是新出生，还是已经 6 个月了，如果你还在为宝宝的睡眠发愁，那么请自我检讨下，你给宝宝真正的安全感了吗？看看自己是否做到以下 4 点，如果没有做到，您家宝宝出现睡眠问题也就不奇怪了。

（1）让孩子感受到父母的关爱。

（2）让孩子感受到父母是自己的坚实后盾。

（3）尽可能避免用命令式的口吻。

（4）把宝宝当作一个独立的个体，给予足够的尊重；与宝宝交流而不是说教。

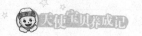

　　例如：新手爸爸妈妈或是母婴护理师第一次抱起宝宝也好似我们成人第一次与一个陌生人打招呼一样，要看他是否给予宝宝足够的尊重，有没有自我介绍，有没有打过招呼后再抱起。难道你们会不打招呼地去拥抱一个陌生人吗？我们经常会听到妈妈们抱怨面试母婴护理师时，换了 N 个，才终于等来了合眼缘的好母婴护理师。其实不然，主要是很多人不明白对宝宝的尊重是多么的重要，不明白与宝宝建立情感纽带是彼此信任的前提。看到这里，你们能明白为什么有些母婴护理师第一天接手养育工作，宝宝就非常配合给力了吧。无一例外，这些母婴护理师在这方面是交际高手。

　　与宝宝的相处更像是好友之间相处，需要彼此尊重、相互信任。这样，宝宝才能在我们的安抚下安心入睡。有人会问："我是他亲妈，难道也要这样吗？"是的，无人可例外！

　　我们遇到过很多类似的案例，如一个 6 个月的宝宝有严重的睡眠问题，希望能得到睡眠咨询师的帮助。宝宝从出生到 6 个月基本上都是家人抱着入睡或是奶睡，而现在的状况越来越糟，开始还能放床上睡 10~20 分钟，现在根本无法放下。我们的宝宝睡眠咨询师到客户家的第一天，经过上午的磨合，下午就通过正确的方法把宝宝哄睡了，并顺利地把宝宝放到婴儿床中。难道真的是我们的哄睡方法很神奇吗？坦白说哄睡方法只是其中一个环节，作为第一天接触宝宝的咨询师，如何在第一时间取得宝宝的信任，如何建立情感交流才是首要问题。如果这个宝宝第 1 天极度排斥咨询师，我们也不会强制去抱着宝宝哄睡，第 2 天，第 3 天，慢慢地，宝宝一定会接受我们。

　　优秀的咨询师会用温柔的语言与宝宝交流，眼神中时刻流露着温情，加上抱宝宝的姿势也非常安全舒适，仿佛一切都在告诉宝宝，放心吧小宝宝，在我们身边，可以安心入睡。如果连抱着宝宝的姿势都非常别扭和紧张，宝宝就更加紧张和不安了。大家想一想，是不是这个理。看到这里，父母们可以检讨下自己平时对待宝宝的言行举止是否让他有安全感和信任感。

　　再举一例：当我们成人突然到了一个全新的、陌生的，充满各种挑战的环境中生活，吃饭和睡觉能安心吗？同样，新生儿从温暖安静的子宫到忽冷忽热、嘈杂的子宫外，原本 24 小时持续供养，不愁吃喝，安静悠闲的生活，变成了可能饥饱不一和面对各种环境刺激，宝宝能安心喝奶和睡觉吗？小宝宝对抚养人的信任建立过程和自身安全感的形成，都是需要时间去培养的。如果这个时候妈妈们或是母婴护理师性格急躁，对宝宝非但没有细声细语反而言语间烦躁不安，那么宝宝的吃、玩、睡、学都将受到影响。

　　有一个宝妈给我发过一个求助视频，视频中可以看到已经来了 10 天的母婴护理师抱着 4 个月大的宝宝在房间中踱步转圈，想把一个哭闹的宝宝哄睡着，嘴巴里面还不停地念叨着："好了，好了，好了，好了。"这是真实的案例，每天都在不同的家庭中发生。如果妈妈们着急上班想请一个母婴护理师来照看宝宝，最好让母婴护理师认真把这本书学完，那时再来照顾宝宝也不迟。

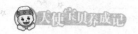

如果从小无法给宝宝建立安全感，宝宝即使到 3 岁仍然会严重缺乏安全感，变得特别黏人，做任何事都要妈妈陪在身边，对陌生人和新鲜事物都是抗拒和害怕的。慢慢地，对妈妈的指令也会抗拒，这样的宝宝总喜欢说一句话："我不要，我不要。"我相信没有一个父母希望自己的宝宝是这样。

一个才接触宝宝一天的母婴护理师和与宝宝朝夕相处 6 个月的妈妈，你们觉得谁会是宝宝更信任的那位，谁更让宝宝有安全感呢？答案是：都有可能。

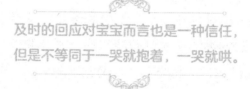

及时的回应对宝宝而言也是一种信任，
但是不等同于一哭就抱着，一哭就哄。

妈妈们经常会觉得宝宝和请的母婴护理师更加亲密，甚至有吃醋的心理。尤其是当自己尝试抱着宝宝洗澡或是换衣服、换尿不湿，会引起宝宝的哭闹，只要母婴护理师一接手，宝宝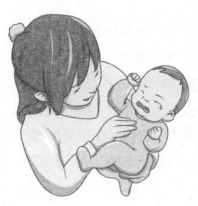就变得非常乖的时候，妈妈会变得郁闷，难道不是亲生的？其实妈妈们大可不必吃醋，从血缘关系上讲你和宝宝是最亲密的人，这是无法改变的。但由于产后妈妈身体的原因，除了亲喂的时间，大部分时间宝宝是和母婴护理师待在一起的。如果妈妈有紧张焦虑的情绪，也会让宝宝情绪烦躁，继而开始哭闹。而母婴护理师对宝宝无微不至的照料让宝宝对其产生了信任，母婴护理师给宝宝洗澡、换衣物和尿不湿的手势也与妈妈不一样，相对而言，这个时候母婴护理师对宝宝来说是更加有安全感的。宝宝一到母婴护理师手上马上停止了哭声，也是非常正常的，这和宝宝与谁更亲没有关系。

聪明的妈妈会先从模仿母婴护理师的语气和动作开始，尽可能使每一个操作细节都一样，这样就会大大缩短宝宝信任妈妈的时间。如果你也有同样的困扰，也可以及早学着这样做，千万不要在母婴护理师即将离开时再匆忙接手。

第四节 我们是如何搞砸信任的

与宝宝建立信任的过程可能需要花费 1 周的时间，但是破坏这种信任，可能只需要短短的 1 天。大家千万不要认为信任建立了，就牢不可破，殊不知，宝宝对我们的信任也会因为以下错误而消失。

一、没有对宝宝足够的尊重

这种不尊重，更多是无意识的，做任何事都不会想到要先和宝宝打招呼，比如换尿不湿的时候，我们应该说："宝宝，妈妈现在给你换尿不湿了哦，你要配合下哦！"比如带孩子去陌生环境时要事先打好招呼，告诉他一会儿将去社区医院

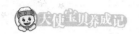

打疫苗之类。大家可以反思下平时自己是如何做的。

二、宝宝明明已经吃饱了

我们总是强迫着喂一点再喂一点，就是人们常说的有一种饿叫妈妈觉得饿，这也是很多宝宝厌奶期提前到来的诱因。比如4个月的宝宝，妈妈之前都是亲喂的，因为要上班，就着急让家人或母婴护理师换用奶瓶喂养。而一般亲喂的宝宝开始时不太容易接受奶瓶，家人或母婴护理师通常在遇到宝宝不喝奶瓶的时候，会抱着宝宝强喂，并不是采取先不喂，等过1个小时再试的方法。而如果采取了这种方法，即使妈妈期间没有亲喂母乳，也不用担心宝宝少喝一顿奶会饿坏肚子，并且相信在喂奶瓶的过程中，宝宝多多少少能喝到些奶水。等到下顿喂奶时间一到，宝宝会觉得原来奶瓶里面的食物一样是美味的呀。

现实中很多父母为了让宝宝尽快接受奶瓶，总是花很长的时间强喂宝宝，哪怕宝宝哭得很厉害也无动于衷。这样的做法是极其错误的，会让宝宝对奶瓶产生恐惧和厌倦，以后只要一看到奶瓶，一碰到奶瓶就会大哭，这就是之前强喂破坏了信任的原因。

在大宝宝喂辅食的时候也常见家人的强喂，家人总是觉得，哪怕多吃一口都是好的，威逼利诱，各种方法都用上。这样做造成的直接后果就是宝宝往后越来越不好好吃饭了，变成挑食的宝宝。

三、不太喜欢和宝宝多交流

很多父母还会自认为宝宝还小，什么都不懂，没有必要交流。其实宝宝虽然还不会开口说话，但是他们能感受到我们说话的语气和语调。我们每天都要和宝宝进行有眼神交流的对话，这种对话是双向的，在宝宝会开口说话之前，我们要做好宝宝的代言人，模仿他的语气，站在他的角度思考，替他说出他的心情和想法。如果这点我们做不到，也将打破与宝宝之间的信任。

四、喜欢用哄骗的方式让宝宝改变主意

这是我们大人哄骗孩子惯用的伎俩，比如为了让孩子多吃口饭，哄骗他吃完就带他去游乐场玩，结果没有去。且不说这些错误的方法第二次还能不能奏效，只用一次宝宝与我们之间的信任纽带就已经打破了。

五、父母没有以身作则

很多大人都喜欢说一套做一套，比如刚训斥孩子不能玩手机，下一秒自己就躺在沙发上打游戏，或孩子一哭闹就马上给他手机。父母才是孩子最好的老师，这句话告诉我们要以身作则。如果你想让孩子不玩手机，不看电视，请自己先做到。

六、避免宝宝哭闹，偷偷溜出家门

大人这样做无意间破坏了信任，也为宝宝将来的分离焦

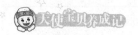

虑埋下了恶果。正确的做法应该是，从宝宝满月就开始训练，抱着宝宝到门口欢送爸爸妈妈，并告诉他，爸爸妈妈出去后会再回来的。哪怕只是离开一小会儿，去阳台、卫生间也要和孩子打招呼。1次，2次，3次，宝宝自然就习惯了亲人的短暂离开和再次出现，习惯了也就不会哭闹了。

第五节　避免宝宝分离焦虑

上一节讲道，不应该为了避免宝宝哭闹，父母偷偷地溜出家门，这样做更容易造成宝宝的分离焦虑。这节我们详细地教大家一些具体操作，以帮助大家解决可能会出现的难题。

我们身边有很多宝宝，不论是7个月还是1岁、3岁甚至5岁，到了外面片刻都不能离开妈妈，妈妈必须在视线范围内，就一直这样黏着妈妈，我们把宝宝的这种表现称为分离焦虑。其实这都是我们大人错误的养育方法造成的，除了前面讲到的，不要瞒着宝宝偷偷溜出家门以外，从小宝宝开始就可以做些相应的躲猫猫游戏训练，避免糟糕的分离焦虑出现在自己宝宝身上，毕竟没有人希望自己的孩子将来出现社交恐惧和社交障碍。

训练方法：

从宝宝2~3个月开始，就要时常让宝宝一个人独自在床上或是婴儿床内玩耍。宝宝醒过来的任何时候，只要没有到喂奶时间，宝宝也没有哭闹，都不要第一时间去抱起宝宝。

让宝宝独自玩耍，让宝宝自我安抚，让宝宝自娱自乐，大人只要时刻关注就好。

例如晚餐时间，宝宝这时候醒着，大家通常会安排一个大人抱着宝宝，轮流吃饭。我们强烈建议大家把宝宝的婴儿床靠近餐桌，让宝宝一个人在里面玩耍，在这期间不要和宝宝有语言交流，不要去逗宝宝，也不要有眼神交流。刚开始宝宝只能独自玩耍 5 分钟，但是慢慢地会延长到 10 分钟、15 分钟。这不是要大人偷懒，而是在培养宝宝独处的能力，培养他的专注力，这也是避免今后出现分离焦虑的一个非常重要的训练。

在宝宝感到无聊，要哭闹之前，大人千万不要去打扰和中断这个练习，也不要觉得给宝宝时刻的陪伴才是好的。很多宝宝长大后学习专注力差，无法一个人安静地学习，无法在课堂上安静地坐一堂课，就与这些干扰密切相关。这里也包括宝宝一个人玩玩具的时候，看书的时候，都不要去打扰和中断他们。我们培养孩子的情绪适应力和专注力，为的是宝宝成人后做任何事都更有耐心和信心。

很多育儿书籍中提到，当宝宝 6~7 个月的时候，我们大人就要和宝宝做躲猫猫的游戏，先从用手遮脸开始，然后用毛巾遮住我们整个身体，从房间内躲到房间外，从室内躲到室外，还可以在街角玩这个游戏。每次躲的时间越来越长。这个训练的目的就是告诉宝宝，我们不管离开多久都会再回来，不要担心。请注意，到室外躲猫猫，一定要在确保宝宝安全的前提下来完成。

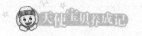

　　一般在宝宝满月后，父母每次离开宝宝身边，离开家的时候，都要习惯给宝宝打声招呼，回来后也要给宝宝说一声。这样会让宝宝明白，父母不管离开自己多久，都会再回来，自己不用担心和害怕。坚持这样做，等宝宝开始有比较强的自主意识的时候，就习以为常了。这样即使宝宝有分离焦虑的阶段，也会很快度过。起初妈妈的离开可能会引起有些宝宝的哭闹情绪，此时妈妈不要折返回来，只需让家人转移宝宝的注意力就可以很快安抚。相反，如果妈妈因为宝宝哭就返回，那么下次宝宝就明白：原来我哭妈妈就会回来。从这以后，等待你们的将是无休止地哭闹。

天使宝贝养成记

第三章

宝宝和父母的
性格分类

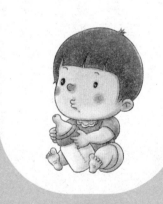

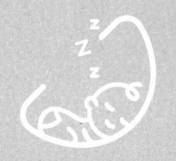

第一节 宝宝的 5 种性格分类

我们为什么要对宝宝性格进行分类？这与宝宝的睡眠又会有什么联系呢？前面说过，没有一种方法能应付所有宝宝的睡眠问题，因为每个宝宝都是独立的个体，脾气、性格差别较大，这意味着我们要采取的应对措施理应是个性化的。比如敏感型的宝宝需要裹褓褓，而活跃型的、急躁型的宝宝讨厌被束缚，不要裹褓褓。如果我们不掌握这些特点，解决问题的效果会大打折扣，甚至得到大相径庭的结果。利用宝宝的性格类型还可指导我们的辅食添加、早教学习、情绪控制等，正是有了宝宝脾性分类我们才能更好地因材施教。

为什么把宝宝和父母的脾气各分为 5 种，而不是像别的文献书籍一样分为 8 至 9 种，分类不是越细致越好吗？其实不然，太过繁杂的分类，在选择上反而更容易含糊不清，更不易做出准确判断。我们所分的五大类，泾渭分明，较易区别，经过大量实战数据和实践证明，这套分类方法是科学的、行之有效的。

宝宝性格分类如下：

天使型宝宝　　　敏感型宝宝　　　急躁型宝宝

标准型宝宝　　　活跃型宝宝

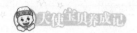

其实从字面理解，也能明白这5种分类所体现的宝宝性格大致是什么样的，但是这里我们要强调的是，个人对新生宝宝脾性的判断往往过于主观，所以经常会出现各种误判。比如当宝宝需要妈妈奶睡、抱睡才能安抚的时候，有些父母就会妄下定义：这是难带的急躁型宝宝。但或许他只是因为一时的胀气问题导致身体不适，才难以入睡。主观的判断还会影响我们后续具体措施的实施，不解决宝宝胀气的实际问题，真的会把一个天使型宝宝养育成难带的急躁型宝宝，把标准型宝宝变成敏感型宝宝。相反，如果我们的方法得当，也可以把急躁型宝宝变为标准型宝宝或是天使型宝宝。

坏脾气并不代表着固定不变，宝宝的脾性会随着环境的影响、父母的影响而改变，并且在成长过程中的每个阶段所表现出的性格有时候也会不同，所以我们需要掌握宝宝每种脾性的特点，以便于及时做出相应的调整。虽说脾性是天生的，也深受家族基因的影响，但是完全可以被后天影响和改变。有这么一句话，环境可以塑造一个人，也可以毁了一个人。

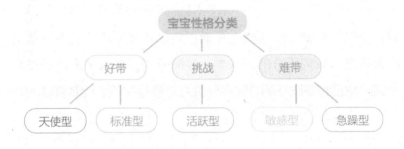

一、天使型宝宝（非常乖）

这种类型的宝宝用三个字概括：非常乖。这是每个父母都向往的宝宝，非常好带，基本上任何家庭都能很轻松地养育。这种类型的宝宝吃、玩、睡非常有规律，具体表现如下。

吃：吃得很香，后期添加辅食也比较容易。

活动：开始就能独自玩耍，适应性很强；友好，喜欢互动，也乐于分享。

睡：很容易独自睡觉，白天的小睡有规律，晚上睡眠也非常好，通常在满月以后，只需要一次夜奶。

情绪：心情总是很愉快，情绪变化可预测，父母非常容易读懂宝宝。

注意事项：我们要注意的是，虽然你的宝宝是一个天使宝宝，但是也有可能因为父母的各种原因，把宝宝带成一个性格急躁、爱发脾气的宝宝。经常会有客户抱怨家里有个脾气坏、睡眠差的宝宝，但是经过我们的帮助和调整，宝宝养成了规律的生活习惯，这时候妈妈会惊奇地发现，原来自己的宝宝还是很乖很好带的，说是一个天使也不为过。

二、标准型宝宝（不操心）

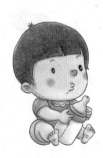

这种类型的宝宝也可以用三个字概括：不操心。很少让父母操心，做任何事情都像教科书中定的标准一样有规律可循，做每件事都很准时，具体表现如下。

吃：吃得很香，添加辅食的时间要晚一点。

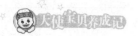

活动：中度活跃，做事守时。

睡：婴儿期入睡时间需要 15~20 分钟，很可能需要大人哄睡。

情绪：不会有过激反应，相当镇定，但是父母需要留意宝宝的困、饿等信号，及时响应。

三、活跃型宝宝（惹麻烦）

这种类型的宝宝经常会给父母惹麻烦，他的精力永远都是非常的旺盛，大人常常跟不上他的步伐，应该避免让他过于兴奋，具体表现如下。

吃：吃得也很香，但没有耐心。

活动：非常活跃，精力旺盛，常有攻击行为，胆识过人，随时准备应对任何状况，需要注意的是，做游戏的时候应避免孩子失控。

睡：讨厌被束缚，不太适合裹襁褓，对视觉上的刺激敏感；不喜欢白天的小睡，上午睡的少，下午睡的多。

情绪：情绪变化快，不能等；比较顽固，坚持自我。

注意事项：娱乐、集体活动尽量安排在上午进行。一个活跃型爱惹麻烦的宝宝一般等不及妈妈乳汁的分泌，因此我们建议妈妈们在前期母乳不顺畅的时候，可以用吸奶器把乳汁吸出来用瓶喂，否则宝宝喝奶遇到挫折的时候就会号啕大哭。有的妈妈们会比较纠结瓶喂会造成宝宝的乳头混淆，或是宝宝以

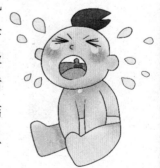

后不接受亲喂了，其实大可不必担心，之后在第七章第四节将详细讲解如何避免因使用奶瓶造成的乳头混淆。

当活跃型宝宝长大后，某些行为无法自控时，我们要限制他的不良行为，这种限制也在告诉宝宝，并不是任何事情都由他说了算。家长在这方面一定要坚定有原则，不能让他失控，否则宝宝将变成爱惹麻烦的捣蛋鬼。只要好好培养，活跃型孩子将来很有可能成为企业家、探险家等。

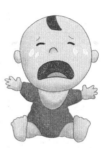

四、敏感型宝宝（很爱哭）

这种类型的宝宝对光线、声音、温度等都比较敏感，稍有不对，容易醒来之后不再入睡，所以我们应该采取相对应的措施来帮助宝宝，具体表现如下。

吃：乳汁流速、喂奶姿势、房间环境都会影响宝宝食欲，一有不顺，就会受挫。

活动：不活跃，对新的环境、玩具、人、活动，都需要大量帮助和鼓励才能融入，最好安排一对一的玩耍；活动时间尽量安排在上午，注意不要安排与活跃型宝宝一起玩耍。

睡：对环境、光线、声音的刺激比较敏感，建议睡前用裹襁褓的方法，降低小宝宝因惊跳反射对自身睡眠造成的干扰，并拉上窗帘，宝宝浅睡眠阶段尽量保持安静。

情绪：非常容易发脾气、哭闹。

注意事项：敏感型宝宝是特别缺乏安全感的，也是高需

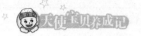

求的宝宝，养育这种类型的宝宝稍有不慎，就会造成很多睡眠问题。我们建议这种类型的宝宝0~3个月内裹襁褓睡觉，白天小睡的时候，房间尽量保持黑暗、安静，喂奶的环境尽量固定，宝宝视线范围内的场景不能太花，可以面对房间角落的白墙。喂奶过程中不要和宝宝玩耍和互动，避免眼神上的交流。因为这种宝宝，你只要给他一个眼神，他就可能中断喝奶，再想喂就比较困难，也将打乱后面所有的作息规律。

五、急躁型宝宝（小讨厌）

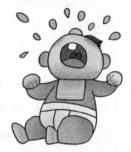

这种类型的宝宝是父母们比较头疼的，但是我们还是得积极面对，并且需要付出加倍的耐心。急躁型的宝宝将来会找到自己合适的位置，其具体表现如下。

吃：非常没有耐心吃，等不及乳汁慢慢分泌，即使瓶喂也要注意奶嘴流速是否合适，快了慢了都会发脾气，进食时间很长，这类宝宝用瓶喂比较合适；添加辅食难，但是一旦适应一个食物又不愿换新食物。

活动：不太活跃，喜欢独自玩，讨厌被打断。

睡：抵触睡觉，睡眠时间短，睡前爱闹一会儿。

情绪：细微变化和不顺都容易发脾气，尽量不要给宝宝发脾气的机会。

注意事项：基于以上宝宝的特点，为了不让宝宝有发脾气的机会，就需要我们做任何事都提前准备好，比如提前做好喂奶的准备工作，预估喂奶时间，提前15分钟把奶泡好放在温奶器中备用或是提前做好亲喂需要做的乳房清洁工作，一旦宝宝要喝奶就能很快满足他，也就不会每次要喝奶都急得大哭。另外，要养成良好的喂奶规律，不必等到饿哭才喂奶。就连宝宝需要换的尿不湿，也要放在能随手取用的地方，节约换的时间，这都是为了减少宝宝发脾气的机会。

等宝宝长大参加各种团体活动的时候，时间最好安排在上午，注意选择的玩伴不要太多，这种宝宝适合一对一的玩伴，而且要选择脾性好点的宝宝。

我们已经把各种宝宝的性格特征表述得比较清楚了，大家可以对应去找自己宝宝所符合的特性，当我们遇见一个难带的宝宝的时候不要灰心，要从容面对。坏脾性不是永久性的，完全可以通过后天的努力，将宝宝培养成一个天使。

有趣的是我们发现很多宝宝，他们是混合型的，像活跃型＋敏感型＋急躁型的集合，或是像变色龙一样的变来变去的脾性，这些宝宝对于父母和母婴护理师来说都是非常大的挑战。但还是一样，按此时宝宝的性格表现，采取相应措施，耐心＋信心＝我们期望的结果。

第二节 父母的 5 种性格分类

分析完宝宝的性格，我们接着分析成人的性格，真正做到知己知彼。我们知道，很多宝宝的性格受遗传基因影响，但是更多的是生长环境的影响，所以了解成人的性格对解决

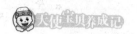

宝宝睡眠问题也有着至关重要的作用。我们把成人的性格也分为 5 类。

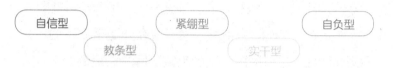

各位家长们，以上类型请试着对号入座，只有正视自己的脾气性格，才能更好地适应宝宝的脾性。

一、自信型

随和、冷静、有耐心，能和所有类型宝宝配合得很好。如果你是这种类型的父母，那么恭喜你，你能适应任何一种性格脾性的宝宝。如果你不是一个自信型的父母，也请学着变得自信，自信能让很多问题得到轻松解决。

二、教条型

这类妈妈们喜欢查阅各种书籍和资料，也喜欢查阅一些 App 等自媒体信息。（但仔细想想，网络达人自己带娃的经验能给我们带来多少切实有效的帮助呢？完全按上面的文章、视频来带宝宝是不是心太大了？达人 1 个或 2 个娃的经验怎么会具有权威性和普遍性呢？）这类妈妈有疑问的时候总会上网搜索，直到找到一个满意的答案才会作罢，育儿的每件事都完全按书本来操作，也过于坚持喂养作息时间表。这种性格的父母如果遇见天使型与标准型宝宝会相处得很愉快，但是面对其他 3 种性格的宝宝，太过于坚持书本，不懂变通

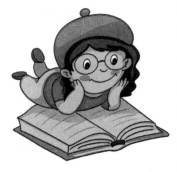

的弊端就会显现，稍和书本不同就会焦虑，而问题往往没有想象得那么糟，这就是最大的问题。建议这类父母在遇见宝宝养育问题的时候，多听取具有实战育儿经验的专业人士的指导意见，因为书是死的，人是活的，专业人士基于实战经验的建议还是更值得考虑采纳的。

案例：

曾经有一个母婴护理师分享过一个案例，还有 4 分钟才到喂奶时间，这个时候宝宝已经开始哭闹，并且声音越来越大，无法安抚。母婴护理师想去喂奶，被妈妈给阻止了：还有 4 分钟，还有 4 分钟，不能喂。这种妈妈就属于典型的教条型，我们后面的 EASY 程序中也有一个时间表，但是这个时间表是给大家做参考的，并非要大家必须执行上面的时间。应该根据宝宝的实际需求做出调整，如果宝宝确实饿了，可以提前喂奶，如果这餐吃多了，下餐喂养时间也可以稍微延后点，及时做出相应的微调，是不会破坏整体喂养规律的。

三、紧绷型

这类性格的父母通常表现为敏感、腼腆，遇挫折的时候会哭，与敏感和脾气急躁的宝宝合不来，总是觉得自己不是一个合格的妈妈，总在怀疑自己是不是哪里做得不对，总自责自己做得不够好。而宝宝的哭声会强化"宝宝不喜欢我"

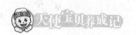

这种荒谬想法，所以我们经常看到宝宝哭，妈妈也跟着哭的情形。哭是无益于解决问题的，放轻松，多给宝宝一些时间，更加自信一些，时间会让我们看到宝宝令人惊喜的变化。

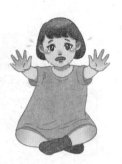

四、实干型

总在行动，易生气，会抵触别人的意见，过于严格，但鼓励宝宝尝试新事物。

这类父母经常带着很多假设的问题，并且常把问题弄成非黑即白，喜欢采取比较严厉的措施来教育宝宝。比如哭泣法是他们能接受的方法，但也一直在尝试新的方法，把宝宝折腾得够呛，甚至能把一个天使型宝宝折腾成一个小恶魔。其实调整宝宝作息只需要一种好方法，并且保持前后一致性即可。宝宝的睡眠问题不难解决，好方法一种就够了，千万别换来换去，自己会搞晕，宝宝也会被搞晕，这点是实干型父母要自省的。

五、自负型

自负型又称为刚愎自用型，此类父母总觉得自己知晓一切，固执己见、顽固不化，经常会向他人诉苦和抱怨。只有当自己意识到问题，才会听取建议，不过在自己意识到错误的时候往往太迟了。这类父母往往会误以为自己是属于自信型的，其实不然，所以他们在育儿方面会走些弯路再回头。

建议此类父母要正视自身问题所在，先倾听专业人士的建议，思考、观察、实验，及时做出改变。很多父母宁愿选择抱着睡，也不愿意给宝宝裹褪褓，宁愿用奶睡的方法，也不愿意给宝宝用安抚奶嘴。究其原因很大部分都是因为这类父母太自以为是了。如果你们身边有这样的父母，我们需要做的不是想办法去说服他们改变主意，而是应该做出正确的示范，让他们自己意识到问题，从而接受变化。千万别试着去说服他们，这是徒劳的，有时候反而会适得其反。

看到这里，各位读者有何感想，自己是属于紧绷型、教条型，还是自负型的？也许你有些特性与自负型相似，也许你与两种类型都相符。通常我们不愿承认自己的缺陷，但逃避无益于解决问题。我们写此书的目的不是要教育大家，也不可能通过这本书改变一个人的性格，但是我们希望通过此书，为众多在宝宝吃睡方面有严重困扰的家庭带去实质性的帮助。我们的初衷很简单，就是想通过我们的经验，教会爸爸妈妈们如何养育一个天使宝宝。如果你愿意，就尝试做些改变，让自己去适应宝宝的脾性，千万不要让宝宝去适应你的脾性。

第三节　父母与宝宝的性格适应性

一、与宝宝脾性的适应性

宝宝有 5 种性格类型，父母也有 5 种性格类型，一个好

脾气的妈妈生出的宝宝未必就一定脾性好，坏脾气的妈妈生出的宝宝也可能是一个天使宝宝。所以会出现各种性格组合的家庭，这种组合是无法随着我们的意志而改变的。很多爸爸妈妈会疑惑，为什么夫妻二人脾气好，结果却生了一个脾气很坏的小捣蛋？或许宝宝的脾性更像家族中某个长辈，但无须纠结这个，我们要做的是坦然面对，相信可以通过后天的照顾和愉快的童年，对宝宝的脾性产生积极有益的影响和改变。许多研究也表明，爸爸妈妈的言行举止会改变宝宝大脑发育的轨迹，至少没人会相信以暴制暴是有效的，一个抑郁易怒孤僻的父母很少能带出活泼开朗的孩子，经常被虐待的宝宝长大后也很难成为一个有爱心的人。

无论面对何种类型的宝宝，作为父母都要留心宝宝的需求，做出及时正确的回应，但这种回应不是无限制的溺爱，我们要时刻记着，给宝宝需要的，而不是想要的。需要和想要，只是一字之差，含义却差之千里。

举例说明：当宝宝闹觉的时候。

宝宝想要的是：含着乳头奶睡或是妈妈抱着入睡，寻求亲密安抚以此获得更多的安全感。

宝宝需要的是：用"嘘拍法"或安抚奶嘴帮助宝宝平静下来，学会自主入睡。这时，妈妈可以温柔地告诉宝宝："妈妈知道你想睡觉了，不知道怎么让自己平静下来，没有关系，有妈妈在身边帮你。"（具体的"嘘拍法"请看第六章节相关内容）

父母应该接受和配合宝宝的天性，在宝宝大脑发育成熟之前，用潜移默化的方式慢慢改变宝宝的脾性，不能操之过急，否则会适得其反。

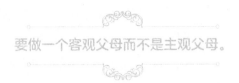

要做一个客观父母而不是主观父母。

客观父母：会站在第三方的角度思考问题，做出更为准确和明智的判断，会替他人着想，和任何宝宝都能相处得很好。

主观父母：完全按自己的主观意识考虑问题、处理问题，完全不顾客观事实的存在，时刻以自我为中心，很难做出正确判断，继而影响到宝宝方方面面。

一个出生体重5斤的宝宝和一个出生体重7斤的宝宝，他们各自的奶量需求是不一样的，有些父母会把朋友家7斤宝宝的奶量强加到自己5斤宝宝的身上，或是反之，结果可想而知。

二、父母与宝宝作息的适应性

其实很多家庭有以下的宝宝作息时间表：

16：00~18：00 洗澡、喂奶

18：00~20：00 睡觉

20：00~22：00 爸爸下班后陪玩互动

22：00 以后开始睡觉

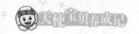

　　以上宝宝作息表准确地说是为顾及爸爸的工作和陪伴宝宝的需求而设计的，完全没有考虑到宝宝自身生活作息的特殊性。这种情况导致的问题就是，晚上过度的兴奋，使宝宝晚上入睡时间越来越晚，夜间其他的问题也会随之而来，进而影响白天的吃和睡。其实为了兼顾宝爸的工作和宝宝的陪伴需求，我们可以让宝爸每天早上早起半个小时来陪伴宝宝，与宝宝互动，这样既能增进爸爸与宝宝的情感，又不影响工作和夜间大家的休息，这样的安排才是两全其美的。

　　爸爸妈妈们可能会问：能不能就几天按原来的时间点，等爸爸陪伴宝宝的新鲜劲过去了再改正回来。我们要告诉大家的是，只需要2~3天，以后小宝宝每天晚上就会等着大人陪他玩耍了，后面的纠正将会是漫长而艰难的。结果已经提前告诉大家了，如何取舍大家就自己拿主意吧。

排除外部干扰
和身体因素

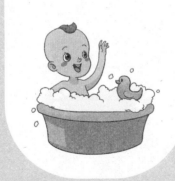

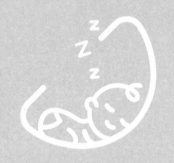

这一章仍然无关宝宝睡觉的内容，但通过此章节的学习能改善宝宝的睡眠质量，请不要忽视。如果你跳过了此章，将大错特错。通常我们遇到宝宝睡眠不好时，会想着用各种方法去哄睡。如果宝宝无法安抚，大哭大闹的时候，大人就傻眼了，哭闹声会扰乱思绪，根本考虑不到外在因素和身体因素可能对宝宝睡眠的影响，特别是在宝宝感冒发热的时候，这个时候的吃睡完全没有规律，需要特别情况特别对待，不要纠结宝宝作息完全乱套了，悉心照顾好宝宝才是最重要的工作。

以成人为例，对光线比较敏感的人，大白天很亮的场景，让你午睡，能睡得着吗？此时成人会自己拉上窗帘或是戴上眼罩，美美地小睡一会儿。而宝宝无法为自己创造条件，所以在明亮的环境中只能睡10~20分钟就醒了，当我们知道了这些，应该知道该如何做了吧！

先归纳一下哪些身体因素会导致宝宝睡眠问题的出现，列举3种最常见的身体不舒服：

1. 胀气（进食吞下空气或是消化不良引起）；

2. 胃食管反流（胃灼热伴随呕吐）；

3. 肠绞痛（无法安抚的哭闹）。

如果成人吃多了，消化不良导致肚子不适，胀气、疼痛，能睡得香吗？成人可以给自己揉腹缓解胀气疼

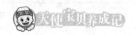

痛，可以控制饮食，严重的甚至可以去医院就医，但是宝宝呢？唯一的求助，就是哭出来，而哭又容易被我们误解为：宝宝没有吃饱又饿了。试想一下，此时你肚子撑得难受，胀气得难受，让你再吃东西身体会好受吗？是不是加重了问题呢？很多宝宝从普通的肠胀气发展到肠绞痛就是这样形成的。

有些妈妈会问，宝宝闹觉时哭你说不是饿，那如何解释每次喂奶后，能短暂地安抚好宝宝？大家请不要忘了，吸吮可以起到止痛和安抚作用，所以很多时候并非宝宝真饿了。因此当宝宝闹觉无法安抚的时候，先不要着急用喂奶的方式，可以用安抚奶嘴来替代，这样既能避免过度喂养，也能帮助宝宝学会自我安抚的技能。

第一节　温湿度、光线和噪音对宝宝睡眠的影响

我们这里建议的室内温度是 24℃（冬）~26℃（夏），湿度 50%~60%，在适宜的温湿度环境中睡觉，成人和宝宝都能身心舒畅。这是保证良好睡眠的基本前提。很多人会提出疑惑，不是说一直开空调对宝宝身体健康不利吗？特别是对呼吸道健康不利。其实大家大可不必恐慌，随着现代空调技术的迅猛发展，在保障人体健康方面已经做得越来越好，我

们需要做的是不要让出风口直接对着宝宝吹；每个月定时清洗空调过滤网；在宝宝睡前开空调，进行环境准备，醒后关空调开窗通风透气，不可为了节省些电费，不开空调。如果让宝宝在夏天热出热疹，冬天冻感冒，就更得不偿失了。

　　上一章节特别强调了光线对敏感型宝宝小睡造成的影响，其实无论什么性格类型的宝宝，在满月后，如果白天小睡不是很理想，都可以把室内光线弄暗，给宝宝创造最佳的睡眠环境，完全不用担心出现黑白颠倒的问题。有时候就是把宝宝的小床从明亮的窗户边挪到稍微暗点的墙角，或是把宝宝的面部换一边，不要正对着窗户，都能马上改善宝宝的睡眠。如果没有通过此书的学习，大家知道这些小秘籍吗？

　　对于在宝宝睡觉的时候是否需要保持安静，大家也是争论不休。这是一个需要理性思考的问题。夜晚的睡眠一般应保持绝对安静，以便于大家都能获得连续的好睡眠，而白天，我们应依据具体情况区别对待。

　　一般情况下白天我们正常地说话和走动都不会打扰到宝宝的小睡，不用刻意保持绝对的安静，这样也有利于培养宝宝睡眠时对外界噪音的适应性，但是也要避免那种突然声音很大的噪音。

　　对于敏感型宝宝，一旦发现宝宝白天的小睡变得不好，对声音比较敏感时，我们可以在 10~20 分钟的浅睡眠阶段尽量保持安静，等宝宝进入深睡眠的时候照常活动。

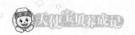

对于刚开始需要调整睡眠的宝宝，我们也是一样在前10~20分钟的浅睡眠阶段尽量保持安静，深睡眠的时候照常活动。

案例：

上海一个满月宝宝，白天的喂养规律妈妈做得很好，宝宝晚上的睡眠也好，就是宝宝白天的小睡时间都比较短，睡20~30分钟就醒了。妈妈求助我们，看看能否有办法延长宝宝白天的小睡时间。我们仔细看了宝宝最近3天的喂养记录，确实也找不出问题所在。但有一个细节引起了我们的注意，那就是宝宝房间的窗帘透光性比较好，据此我们初步怀疑是光线的干扰，但是换窗帘时效性差，妈妈也嫌麻烦，小床也难以挪动到光线暗的位置，于是我们建议在婴儿小床围挡处用一块厚点的布遮挡住明亮的光线，就这一个小小的改动，宝宝白天的小睡立马就变好了。

本节告诉我们，引发宝宝睡眠问题的因素不分大小，看似不起眼的小细节，都可能是造成问题的主要原因。看来要成为一名优秀的宝宝睡眠咨询师，解决宝宝睡眠问题时还需要有福尔摩斯般敏锐的洞察力。

第二节　肠胀气问题对宝宝睡眠的影响和处理方法

对于新生儿，肠胀气问题是每个宝宝都会经历的。胀气问题很多时候会伴随宝宝到其长大，其间频繁反复出现，如果我们不加以重视，及早妥善处理，很有可能会发展成肠绞痛。另外我们需要注意，宝宝很多时候的哭，不是饿，是身体不适，我们需要甄别准确。

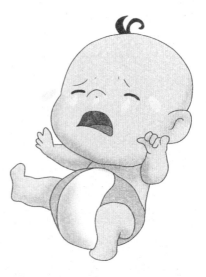

新生宝宝胃肠道消化系统的建立与完善是需要一段时间的，再加上我们平时喂养不规律或过度喂养，就很容易引起宝宝的消化不良问题继而引发腹胀和身体不适。

妈妈们常常误认为每天给宝宝做排气操或是按摩、抚触，就不会有消化问题了，或者只要宝宝肚子是软软的，就不会有胀气问题，很多专业的母婴护理师也会有这种想法。这种判断将直接影响我们的行动，觉得没有胀气，就没有必要经常给宝宝揉腹，我们甚至可以这样推断：如果你没有坚持每天经常性地给小宝宝揉腹，你家宝宝吃和睡都不会特别理想。

原因分析：

（1）宝宝在会走路之前，主要的运动就是趴、爬、踢腿、洗澡等。小宝宝的胃肠道系统发育不成熟，胃肠动力不足，食物向下推进的速度就缓慢，喂养频繁、过量都会加重肠胃系统的负担。类比成人消化不适时会通过给自己按摩腹部、散步、运动等很快得到缓解。所以我们建议妈妈们，不管宝宝有没有胀气，每次喂奶前，开心玩耍时都要坚持给宝宝顺

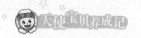

时针揉腹5~10分钟，力度从轻柔慢慢加重，以宝宝舒适为宜，一天做5~8次都不要嫌多，不要嫌麻烦。

（正确的揉腹操作请看视频操作，很多妈妈们都按摩错了。）

（2）益生菌的帮助，很多家长非常反对给宝宝吃益生菌，担心宝宝会形成依赖。是的，如果选择不对，确实会有些副作用。益生菌菌株有上百种，但是国家批准可用于保健食品的只有10种，其中适合1岁以内宝宝的菌株就更少了。这里我们推荐动物双歧杆菌Bb–12和鼠李糖乳杆菌LGG，这两种益生菌可以在胃酸的腐蚀下存活下来进入小肠，并且能长期定植下来，有助于促进肠蠕动和消化吸收，调节肠道菌群，抑制有害菌的生长。研究表明，Bb–12还有改善宝宝腹泻、乳糖不耐受和黄疸高的作用。所以益生菌只要选择正确对宝宝的健康是非常有益处的，大家自行选择可靠的品牌即可。

（3）不要没事就抱着宝宝。很多人喜欢宝宝一醒就抱着宝宝，殊不知，这样也就剥夺了本身运动量就少的小宝宝，在床上踢腿活动的机会。后面章节还会讲到这样做对宝宝独立性和专注力的培养也是没有任何益处的。有些脾气急躁或是缺乏安全感的宝宝，我们是可以给予更多的拥抱，但不是毫无限制地给予。

可用于婴幼儿食品的菌种名单

菌种名称	拉丁学名	菌株号
嗜酸乳杆菌*	Lactobacillus acidophilus	NCFM
动物双歧杆菌	Bifidobacterium animalis	Bb-12
乳双歧杆菌	Bifidobacterium lactis	HN019 Bi-07
鼠李糖乳杆菌	Lactobacillus rhamnosus	LGG HN001

*仅限用于1岁以上幼儿的食品。

摘自《卫生部公告2011年第25号》

第三节　胃食管反流对宝宝睡眠的影响和处理方法

我们先了解下可能会造成宝宝胃食管反流的几种因素。

（1）胎位不正；（2）脐带绕颈；（3）早产儿；（4）黄疸高；（5）出生体重偏低；（6）剖宫产；（7）遗传。

如果产妇和宝宝曾经出现过以上几种情况，那么宝宝出现胃食管反流的概率就会比较高。我们在护理宝宝的过程中，一旦宝宝出现喷射状的呕吐，或是多次喂好奶拍嗝后全部吐出，就要按宝宝胃食管反流的解决方案及时调整日常的护理方法。

解决方案：

（1）不要躺着喂奶，喂奶速度要慢一点，不能太急，每次量少点，少食多餐；

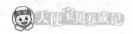

（2）不要拍嗝，可以竖抱，画圈按摩后背，这样既可以把嗝按摩出来又不容易吐奶；

（3）喂奶后不要上下颠宝宝，最好40度斜抱宝宝20~30分钟后再放下；

（4）小床一头抬高30~40度，做一个斜坡垫，侧卧屈曲位睡觉，防止吐奶后奶水反吸进气道；

（5）严重的一定要先咨询儿科医生（遵医嘱再使用抗酸剂和弛缓剂）。

胃食管反流通常是因为宝宝胃的贲门未发育完善，比较松弛，胃内奶水返流到食管，奶液中混杂的胃酸灼伤食管壁，从而引起宝宝的不适和哭闹。我们可以看宝宝吐奶后会不会长时间地哭闹，以此来判断宝宝是否发生了胃食管反流。有时候宝宝也会偶发性地大口吐奶，可是吐奶后状态很好，也不哭也不闹，这种情形一般不属于胃食管反流。

不管是大口吐奶还是胃食管反流，从口鼻处同时喷射出大量乳汁，总是会让新手爸爸妈妈们非常紧张和害怕，其实这是宝宝发育过程中比较正常的生理反应，大可不必慌张，我们只需要帮宝宝把口鼻处的奶液及时清理干净，防止吸入肺部。待休息一段时间后再重新少量喂奶，并参照以上5点解决方案执行日常护理工作。

（扫描后记二维码，视频教学正确的替换拍嗝的方法。）

第四节　肠绞痛问题对宝宝睡眠的影响和处理方法

肠绞痛又称肠痉挛，这个病症在国际医学上目前还是一个难题，病因尚无法明确，但是普遍认为与肠道积气、饮食因素、外部刺激等相关。例如宝宝从开始轻微的胀气，没有引起重视，会愈发严重，最后可能发展到肠绞痛。所以我们平时就解决好宝宝的胀气问题，可以极大降低宝宝出现肠绞痛的概率。

如何来判断宝宝的哭闹是不是因肠绞痛发作引起的呢？这里分享一个3·3·3原则。

3小时不停地哭闹，一周3天，连续3周，这个3·3·3的出现，基本上可以推断宝宝出现了肠绞痛的问题。但肠绞痛一般在宝宝出生10天到第三周开始出现，会持续到三四个月。如果用3·3·3原则来判断肠绞痛，宝宝和家人都已经受了长达3周时间的折磨，因此我们需要更好的方法。

如果宝宝的胀气问题已经持续一段时间，并没有得到有效解决，比如屁比较多，嗝比较多，肚子经常胀得鼓鼓的。突然有一天撕心裂肺的哭闹，很难安抚，肚子也变得硬邦邦，而且用处理胀气的方法给宝宝按摩肚子，宝宝更加痛苦。（肠痉挛和肌肉抽筋一样，越碰越疼。）

综合以上，可以推断宝宝发生了肠绞痛，比较严重的应该及时就医，医生可以通过药物介入减轻宝宝的痛苦症状。

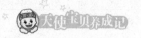

这里教大家一种实用的解决方法:

肠绞痛是不可以按摩肚子的,我们可以用两条毛巾,浸泡在38℃~40℃的温水中,拧干后交替热敷在宝宝肚子硬邦邦的部位。一定要注意温度,可以先在我们的手腕处试温,以防过热。要经常更换毛巾,避免毛巾变凉,加剧刺激宝宝的腹痛。如果是用热水袋热敷,请注意中间需要隔一条干毛巾,温度也是控制在38℃~40℃之间。每次敷的时间不宜过长,低温时间久了也会伤到宝宝皮肤。

热敷10分钟后,扒开宝宝的双腿,可以用一个温热的湿巾遮盖住宝宝的肛门,用食指指关节轻轻按压刺激宝宝的肛门,这个时候很有可能宝宝的屎和屁会喷射出来,先前遮盖的纸巾,可以避免污物喷射得到处都是。如果没有效果,则继续热敷肚子,刺激肛门,直到宝宝屎和屁排出。这样一来,宝宝肚子硬邦邦的症状立马能得到缓解,宝宝的疼痛也能有所减轻。

严重的也可以遵医嘱,服用西甲硅油或益生菌调节肠道,缓解疼痛。

(扫描后记二维码,视频教学缓解肠绞痛的方法。)

第五节　热疹、湿疹、红屁股对宝宝睡眠的影响

宝宝出现热疹、湿疹、红屁股是我们肉眼容易发现的症状,但是通常被发现的时候,说明问题已经潜伏一段时间了。虽然

经过几天的精心护理可以慢慢消退和好转，但是在这几天修复期，疹子会引起身体的瘙痒和不适，对宝宝的睡眠影响还是非常大的。有太多的书籍传授如何护理以上问题，这里我们不再详细复述，就提醒大家一点，绝大多数的湿疹和热疹都和热有关，也都可以避免，方法很简单，就是把宝宝带凉一点。

其实热疹和湿疹大多是我们大人陈旧的育儿观造成的。持旧观念的人普遍认为：宝宝要带热一点，最好是能一直出点汗。我们都知道，宝宝的体温本身比成人高 0.5℃~1℃，如果再多穿点，再多盖点，热疹和湿疹就会被诱发出来，如果再不及时纠正，就会越来越严重。我们成人如果运动后，给你再穿厚点，再盖厚点，你们舒服吗？小宝宝 2~3 小时喝一次奶，有时还会踢腿哭闹，这些活动都会导致体温上升，再给宝宝多盖点，宝宝浑身发出疹子，然后身上会瘙痒难耐，宝宝睡眠能好吗？会乖乖喝奶吗？另外，总是出汗的宝宝，衣服湿漉漉的，是不是更加容易感冒？讽刺的是，给宝宝多穿点、多盖点的初衷就是担心宝宝感冒。

科学的做法是，宝宝比正常的成年人再少穿半件或 1 件衣服，建议室温在 21℃（冬）~24℃（夏），湿度 50%~60%。把宝宝带凉一点，可大大降低宝宝发生热疹和湿疹的概率。有些宝宝是牛奶、羊奶蛋白过敏导致的皮肤湿疹，需要更换奶品，还有的是先天性皮肤湿疹，需要药物长期的治疗，可能到宝宝 5~6 岁才会消失。

提到宝宝的红屁股就不得不先说下

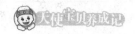

尿布疹，尿布疹大多是持旧观念的人坚持用传统尿布（纱布制成）造成的。与尿不湿相比我们以前总说二者各有利弊，但是在现代科技面前，传统尿布除了价格低廉以外，再无优势可言。而尿不湿各种品牌的材质、工艺细节不同，都会影响实践使用效果，建议妈妈们可以先准备一包试用，不合适再更换别的品牌，直到找到那款最适合自己宝宝肤质的。

　　现代尿不湿吸水性特别好，能够及时吸收尿液，保持屁屁干爽，不再像用传统尿布一样每次小便都要更换了，这既保证了宝宝的连续睡眠，使宝宝更不容易受凉，妈妈们也能休息恢复得更好。

　　要注意的是，虽然用了尿不湿但是还需要注意红屁股的现象。在宝宝每次大便后更换新的尿不湿时，及时冲洗屁屁。因为大便是无法被吸收的，酸性大便会对宝宝娇嫩的皮肤造成刺激，如果不及时清洁更换，会混合尿液中的尿素，加重对宝宝皮肤的伤害，严重的甚至产生糜烂和溃疡。

　　也有一种特例，如果有乳糖不耐受和脂肪便问题的宝宝，拉稀，肛周红是很难避免的，这是宝宝拉稀便次数多及大便的酸性所导致的红屁屁，与护理不当无关，及时添加乳糖酶和益生菌就可以快速解决这个问题。

　　如果宝宝已经出现了红屁屁，如何护理？大家可以选用成分安全的护臀膏和药膏，这里教大家自制蛋黄油，它对治疗湿疹、热疹和红屁屁效果都很好，有兴趣的妈妈可以制作一点放冰箱冷藏备用。

（扫描后记二维码，视频教学制作蛋黄油的方法。）

天使宝贝养成记

第五章

EASY 轻松育儿
程序的建立

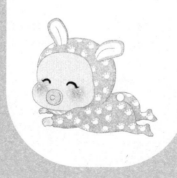

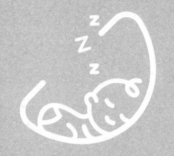

作为第四代宝宝睡眠管理的迭代产品，两个同名为"EASY"程序的宝宝睡眠管理方法，有异曲同工之妙，也有极大不同之处，不是简单的复制，而是结合国情进行的改良，还创造性地加入宝宝和父母学习成长的概念。

　　EASY 轻松育儿程序，与"EASY"字面意思一样，既是一种可以让宝宝和带养人都容易实施的育儿方法，也是一套轻松易学的育儿程序。该程序分为 4 个部分，用 EASY 的四个字母分别代表：eat 吃奶，activity 活动，sleep 睡觉，study 学习。这四个部分将一直贯穿于我们整个育儿的过程，各月龄阶段宝宝都遵循吃奶、活动、睡觉的模式，一旦建立起宝宝睡眠程序，我们将很清楚宝宝接下来要干什么，而宝宝自己也清楚接下来该做什么，我们的育儿生活从此变得可预测，不再是一团糟。

　　不论是二胎、三胎的妈妈，还是有着十多年丰富经验的母婴护理师，他们对新到来的宝宝都是未知的，这就需要凭借过往的经验去判断新生宝宝想表达的意思，通常这个过程需要花费几天到几十天的时间。而通过本书的学习，可以帮大家大大缩短了解宝宝的时间。

　　如果爸爸妈妈们遵循全新的 EASY 喂养程序，

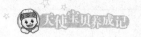
> 宝宝的睡眠改善只是时间问题，但是我们还是要保持清醒的头脑，任何宝宝的睡眠问题都不会是单一因素造成的，一定是多个因素叠加在一起互相影响而形成的。世界上虽没有一个育儿方法可以起到立竿见影的效果，但只要我们有足够的耐心和信心，通过科学分析和研判，是可以找到解决问题的捷径的。

第一节　什么是 EASY 轻松育儿程序

　　我们在前言部分有提到，此书的 EASY 程序部分是基于第四代睡眠管理领军人物美国霍格女士所著的《实用程序育儿法》改进而成。为什么我们能称之为迭代的方法呢？其实《实用程序育儿法》帮助千万家庭改善了宝宝的睡眠、吃奶、情感、教育问题。但是客观地说，这套方法引进国内后有些水土不服，需要进行本土化改良以适应国情。这一章节将详细描述 EASY 程序是如何使用的。

　　EASY 程序分别对应的是宝宝的吃（E）、玩（A）、睡（S）和学（Y），第一次听说 EASY 程序的爸爸妈妈们，以及有着丰富育儿经验的母婴护理师也会有这样的疑惑，为什么宝宝吃完奶后还不安排睡眠，而是要安排玩？对睡眠不好的宝宝，我们巴不得宝宝吃好马上睡觉，怎么可能还让他玩，是不是错了呀？本来喝好奶可能还能睡上一会，大人难得有休息的时间，如果让宝宝再玩会儿，会不会更不睡了？可是大量的实践数据告诉我们，吃好就睡的宝宝存在睡眠问题的比例是非常大的，而吃好玩会儿再睡的宝宝，更加容易养成自主入睡的习惯。我们这里所说的吃好玩会儿再睡，是要区分白天和晚上，也要区分宝宝月龄的，并不是任何时候都让宝宝吃好就开始玩的。接下来我们将详细讲解其中的奥秘。

第一，时刻提醒自己，这套程序只适用于白天，晚上七点以后进入夜间模式，就是吃好就睡，除了给宝宝拍嗝或是洗屁屁、换尿不湿，不再安排任何其他活动。

第二，月龄 0~1 个月的宝宝，他们的前半个月白天和晚上基本都是按吃—睡交替模式，吃完奶后醒着的时间也是非常的短暂，很快又会入睡了。后半个月的白天醒着的时间越来越长，从开始的 5 分钟到能醒着 30 分钟，这个时候我们可以与宝宝多互动，为宝宝揉腹，让宝宝多趴趴，但是要注意不能让宝宝过度疲劳，要提前 15 分钟准备睡前仪式。

第三，月龄 1~6 个月的宝宝，白天按吃—玩—睡的模式。

第四，月龄 6 个月以上的宝宝，白天吃—玩—吃—玩—睡的模式。

一、EASY 程序的特点

EASY 程序从本质上是一个宝宝作息时间安排表，一说到时间表，肯定有反对派和支持派。站出来反对的妈妈们从

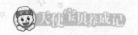

情感上就不希望宝宝从小就被大人控制，认为要随宝宝的天性，想什么时候吃就什么时候吃，想什么时候睡就什么时候睡，想玩多久就玩多久。但笔者想问妈妈们，这么小的宝宝有自控能力吗？爸爸妈妈们有责任和义务引导宝宝做正确的选择，不关乎爱与不爱。持支持意见的妈妈们也不要太教条，让宝宝完全照着程序时间表一成不变的生活，也不是我们写这本书的初衷。

我们先看一下传统的时间表和我们的 EASY 时间表的最大区别。

传统时间表里面的作息时间和奶量需要我们严格执行，不能变通。而 EASY 程序中的时间表仅是参考，里面的时间可以变，但是吃—玩—睡的顺序不能变。大家看下，具体实施中是不是后者更人性化，更灵活，更加具有可操作性呢？

案例：

以下是一个妈妈要求母婴护理师严格执行的 3 个月宝宝的作息时间表，我们来讲解一下。

6：30~7：00 起床，做操，吃奶

7：00~7：30 换尿不湿，玩，下楼遛弯

7：30~9：00 睡回笼觉

9：00~9：30 起床，做操

9：30~10：30 吃奶（吃奶时间过长）

10：30~11：30 玩，洗澡

11：30~12：30 午睡

12：30~13：00　起床，做操

13：00~14：00　吃奶（吃奶时间过长）

14：00~14：30　换尿不湿，玩，学习

14：30~17：30　午睡

17：30~18：30　起床，做操，吃奶

18：30~19：00　换尿不湿，玩，趴，抬头

19：00~20：30　擦身，吃奶，换尿不湿

20：30~3：00　睡觉

3：00~3：30　夜奶，换尿不湿（可慢慢拉长夜奶时间）

　　上面的作息表乍一看非常有规律，看得出这位妈妈也学习过相关的睡眠知识，缺点就是过于理想化，不接地气。如果制作一个作息表，宝宝就能很好地配合，这位妈妈就不需要不停更换母婴护理师了，也就不存在这么多宝宝睡眠问题了。这位妈妈把宝宝当成了一部精密的机器，而且是不会出故障的机器，完全不考虑家庭生活中会突发的各种状况，也不考虑宝宝的身体状况。

　　EASY 程序也有一个时间表，但我们给出时间表的意义仅仅是给大家做一个参考，大家可以根据自身情况和宝宝情况随时做调整，每天都可以根据各种变化做出微调，只需要遵循后面详述的 EASY 原则即可。具体方法如下。

　　（1）白天第一次起床的时间要固定下来，比如每天早上7：00 或是 8：00 起床，这个起床时间可以根据每个家庭的实际情况确定，一旦定下来，就不要每天随意变动。

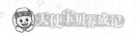

（2）宝宝每天晚上上床睡觉的时间要固定下来，比如19：30~20：00。这个时间点也很重要，满月后的宝宝一般不要太迟睡觉。宝宝刚刚出生的最初2周，晚上的入睡时间可能不会很固定，可能会在23：00~24：00，但是随着日龄的增加和EASY程序的持续运用，宝宝晚上的睡眠时间会慢慢地往前挪，直到19：00~20：00。

（3）对于3个月以内的宝宝，白天的每次喂奶间隔时间是3小时，这个喂奶间隔时间从第一次喂奶开始时间，到第二次喂奶开始时间算一个循环。

（4）在每3小时的循环过程中，最好能安排一次小睡，每次小睡的时间在60~90分钟，最长不能超过2小时，如果超过2小时，就要及时叫醒宝宝。否则一天2次以上的小睡时间过长，宝宝就容易出现黑白颠倒的问题。

（5）很多妈妈和母婴护理师会说，宝宝白天睡得好的时候，怎么叫都叫不醒。洗屁屁、换尿不湿、按摩等都试过了，还是弄不醒宝宝。这里再教大家一个有效的方法，就是下次喂奶的时候，奶量减少些，这样宝宝就会提前醒过来。

（6）中午午休时间不能拖得太晚，要在15：00之前安排下午的休息，如果太晚，小睡时间不能超过60分钟，时间不能在17：00之后。

（7）3个月后的宝宝傍晚的小憩通常可以取消，如果下午没有休息好，确实很困，可以安排小憩，但是时间不能太长，以30分钟为宜。

（8）满月后的宝宝白天增加活动，释放多余精力，但是运动量大的活动尽量安排在上午，下午的活动尽量不要过于刺激，以免影响到晚上的睡眠。

如果遵循以上方法，加上营造昼夜分明的睡眠环境，宝宝的作息是不会出现太大问题的。妈妈也能清楚地知道宝宝白天睡多长时间是合适的，玩多久不会过度疲劳，什么时候该睡觉了，什么时候又该喂奶了。这样看来，养育宝宝好像也没有那么难吧！

再次强调，我们给大家的作息表，仅供参考，请大家不要被时间束缚，最最重要的是每个时间段中宝宝吃、玩、睡的顺序不要乱。无招胜有招就是《天使宝贝养成记》EASY轻松育儿程序的精髓。

按月龄区分，让宝宝的吃—玩—睡3~4小时为一个周期形成规律。灵活调整，变的是时间，不变的是宝宝的生活程序。传统宝宝作息时间表，每个作息时间都不能打破，必须完全按照时间规定来安排，完全不考虑宝宝的状态、身体情况、家庭等外部因素的影响。而我们的时间表虽然说是白天规律3小时，但是如果有相差30分钟的变化，也是可以接受的，只要保持吃—玩—睡的顺序不变就可以。

二、3个月以内宝宝的 EASY 程序时间表参考

E吃：8：00起床进食（这个时间很重要，固定下来。）

A玩：8：30或者8：45（由进食时长决定。）

S睡：9：30（小睡1.5小时。）

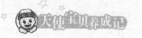

E 吃：11：00

A 玩：11：30 或者 11：45

S 睡：12：30（小睡 1.5 小时。）

E 吃：14：00

A 玩：14：30 或者 14：45

S 睡：15：30（小睡 1.5 小时。）

E 吃：17：00 进食（可比平时少 30%。）

A 玩：17：30 活动，可以让家人陪伴和宝宝互动，同时给宝宝做保健按摩和睡前最后一次喂奶的准备

没有小睡时间，如果确实需要小憩，也不能超过 30 分钟

E 吃：19：00 睡前最后一次喂奶（可比平时多 30%。）（密集进食一次。）

A 玩：取消活动，进入夜晚模式

S 睡：19：30~20：00 之前睡觉（这个时间很重要，固定下来。）

E 吃：22：00~23：00 之前梦中进食（先做密集进食，再看宝宝的需求，如果宝宝在半夜 1:00 左右会醒来，考虑进行梦中喂食。）

进入夜晚模式后，要依据各月龄宝宝发育的特点进行吃

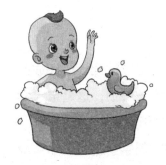

和睡的安排，注意夜晚模式取消任何活动安排。

（4 个月以上宝宝的 EASY 程序时间表请看本章第六节详细叙述。）

三、EASY 程序的解读

1.eat（吃）

婴儿的一天开始于吃，对于按照常规程序安排作息的宝宝，是不容易出现喂多或喂少的问题。规律地吃相比较宝宝饿哭再吃，对养育脾气性格急躁的宝宝特别有益，减少了很多宝宝发脾气的机会。规律地吃还能让胃肠道得到有效的休息，有助于解决身体消化问题。

2.activity（玩）

吃后的活动可以避免奶睡的问题。适度的运动有助于帮助宝宝消化和促进肠蠕动，还有助于消耗宝宝多余的精力，提高其睡眠质量。小宝宝的活动很简单，躺着踢踢腿，趴一趴，爬一爬，揉腹，洗澡，按摩抚触都是很好的活动。洗澡可以选择早上、午后，或是傍晚，大月龄宝宝不建议洗好澡马上睡觉，因为这样宝宝反而会更兴奋，身体体温过高也不利于马上入睡，睡前 1~2 小时洗比较好。

3.sleep（睡）

白天高质量的小睡可以让婴儿晚上睡得更长久。良好的睡眠有助于宝宝的生长发育，好睡眠才有好胃口，才能让宝

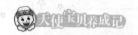

宝每天都心情愉悦。

4.study（学）

宝宝和我们都在慢慢了解彼此、适应彼此、信任彼此。宝宝的每个成长阶段都会有新的技能被解锁，这是宝宝学习成长的过程，也是我们学习了解宝宝的过程。

如果新生儿一出生就坚持 EASY 程序会发生以下情况。（以下都是按足月且出生体重在平均值以上的宝宝为例。）

（1）1 周后

新生宝宝开始的时候是不分白天和夜晚都要每隔 2 小时喂养一次，大概 7~10 天开始每隔 2.5~3 小时喂养一次；每隔 3 小时睡 1.5 小时；17：00 和 19：00 二次密集进食，23：00 梦中进食；凌晨 3：00 左右醒来喝夜奶。

（2）1~3 个月

每隔 3 小时进食一次，每隔 3 小时要安排睡 1.5 小时；17：00 和 19：00 二次密集进食，23：00 梦中进食；慢慢的宝宝会到凌晨 4：00~6：00 才醒来喝奶，之后可以继续哄睡。随着宝宝月龄的增大，体重的增加，夜间睡眠时间越来越长。

（3）4 个月后

每隔 4 小时进食一次；白天 3 次小睡（上午、中午、下午），每次睡 1.5~2 小时；19：00 晚餐，23：00 梦中进食。07：00 醒来。（很多宝宝这个月龄不再需要夜奶。）

特别注意：

此套 EASY 程序只适用于出生体重达标的足月宝宝，如果是早产宝宝或低体重宝宝就需要等宝宝的体重达到 3.25kg~3.5kg 以上或是纠正月龄达到预产期后才可以实行。

此套 EASY 程序只适用于白天，夜晚作息请按照宝宝各月龄发展规律而定，一般 2~3 个月的宝宝夜里就不需要刻意叫醒喂奶了，可以醒后再喂奶。

在上面 EASY 程序中出现了两个全新的名称：密集进食和梦中进食，我们将给大家解读下它们是如何运用的以及操作过程中需要注意的事项。

密集进食：

很多妈妈可能会疑惑，不是说好白天是 3 小时一个循环，为什么在 17：00~19：00 只隔了 2 小时就要喂一次奶呢？会不会喂养过度？其实大家细心观察会发现，宝宝在夜晚睡前的那一餐通常比平时吃得多，有些宝宝差一口都不睡，并且我们在 17：00 这次喂奶通常比平时的奶量少 30%，而在19：00 这次喂奶比平时的奶量多 30%。在傍晚进行密集进食可以很好解决宝宝以下问题：白天奶量摄入不足导致夜醒频繁；宝宝经历猛涨期需要更多食物，同时白天每次奶量无法增加。

梦中进食：

顾名思义是宝宝还在睡梦中的时候喂奶，不要唤醒宝宝，通常瓶喂比亲喂更顺利些。瓶喂的时候一定要把宝宝的上半身垫高，侧身保持身体屈曲位，奶瓶的奶嘴从宝宝的嘴角轻

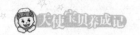

轻地滑到舌头上，这个时候宝宝就会开始吸吮。如果是亲喂，妈妈需要提前做好准备工作，把宝宝抱到身边躺着喂，可以先用安抚奶嘴或是奶瓶的奶嘴启动宝宝的嘴，一旦开始张嘴吸吮，快速地拿掉奶嘴并把乳头塞到宝宝嘴巴里，完成亲喂。

吃好奶后，原则上不需要拍嗝，要观察宝宝的状态，还是先侧睡 10 分钟左右防止吐奶，观察一会儿，宝宝状态好，就可以把垫高的部分拿掉。如果宝宝身体扭动，说明有胀气导致不舒服，这时还是需要拍嗝的。（如果小床本身就是有斜坡的，就不需要再另外垫高了。）

如果宝宝没有大便可以不用换尿不湿，以免刺激宝宝使其醒过来。注意早上醒来一定要给宝宝清洗屁股，保持屁股干爽透气。

梦中进食的时间是在 22：00~23：00 进行，最迟不能晚于 23：00。该方法的运用可以让宝宝在 01：00~03：00 点的黄金睡眠时间睡得特别香，这样也有利于我们成人的休息。

注意：并不是每个宝宝都需要梦中进食，也不是每个宝宝都能接受梦中进食。在进行梦中进食的时候要注意不要过度刺激宝宝，用夜间喂奶的模式，不需要太亮的灯光，也不需要语言交流，没有大便不需要更换尿不湿，没有胀气不需要拍嗝。

第二节　（E吃）规律喂养是睡眠好的基础

如果每天都能美美地吃上一顿，对成人来说也是一桩美事，这一天的心情都会非常愉悦。这节我们重点讲解宝宝吃的问题，以及如何按月龄设定喂养规律。成人饿着肚子会睡不着，宝宝更是如此，只有想办法让宝宝吃好，才能解决很多睡眠难题。

0~1个月宝宝：

前0~10天，白天的喂养间隔大约是2小时一次；慢慢向2.5小时过渡，10~30天，白天喂养间隔2.5~3小时一次，夜晚3~4.5小时喂养一次。（新生儿阶段，宝宝体重若大于平均值，白天也不能4小时喂养一次，应该3小时喂养一次。）

1~3个月宝宝：

白天喂养间隔3小时一次，夜晚可以根据宝宝不同体重延长喂养时间，根据月龄和宝宝体重的增加，一般4~6个小时喂养一次。

4~6个月宝宝：

白天喂养间隔4小时一次，夜晚基本只喂夜奶一次，有些宝宝夜奶会自动消失。

我们先学习下母乳的相关知识，因为目前母乳喂养和混合喂养的占比是非常大的，掌握相关特性对我们解决宝宝吃睡问题是大有裨益的。

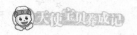

一、母乳基础知识

要解决宝宝口粮问题，首先需要对母乳的成分有所了解，母乳分为：初乳、消渴乳、前乳、后乳。

1. 初乳

初乳是指产后的最初三四天时间产的乳汁，性状黏稠、淡黄色，像压缩饼干一样，富含宝宝健康所需的所有抗体。无论是早产儿还是足月宝宝，我们都强烈建议妈妈们可以给宝宝吃上宝贵的初乳，这不仅能增强宝宝机体免疫力，对宝宝肠道有益菌群的建立也是非常有好处的。

2. 消渴乳

水状物质，富含乳糖，可以消渴，含大量催产素（作用很像安眠药）。从以上特性，我们就能很好理解为什么母乳喂养的宝宝是不需要另外补充水喝的，不仅因为母乳中70%是水分，而且在乳汁分泌的前期，包含了消渴乳，能起到解渴的作用。另外，大量催产素的作用容易让宝宝喝着喝着就犯困，所以宝宝一边乳房没有吸空，又吸另外一边，容易困又容易饿的主要原因就是喝了双倍的消渴乳和双倍有安眠作用的催产素，但没有喝到后乳脂肪饿的。

3. 前乳

前乳是富含高蛋白的液体，对骨头和大脑发育都很有好处。我们通常说的宝宝只喝了10分钟就睡着了，没有喝到后乳，可是一会儿宝宝又饿醒，又是只喝到前乳，如此反复的问题可以采取两种方法解决：①用吸奶器把前乳挤出些，先亲喂后乳，再用奶瓶补喂前乳；②用吸奶器吸出，前后乳混合均匀后喂养。（本章节将详细阐述每天用一次奶瓶的好处。）

4. 后乳

后乳是富含脂肪的乳汁状奶水，高热量、黏稠，能够帮助宝宝增加体重。我们前面有说要让宝宝尽量吸空一边乳房再喂另外一边乳房，好处不仅仅是宝宝能喝上抗饥饿的后乳脂肪，而且交替吸空乳房的喂养方式，还可以极大避免妈妈出现乳腺淤堵和乳房肿块。但是如果宝宝有出现脂肪便拉稀的时候，我们也可以让宝宝少吃点后乳，并且及时在妈妈的饮食中做出调整，少油清淡。

掌握了母乳的特性，能帮助我们解决很多喂养问题，把宝宝的口粮问题处理好了，睡眠变好也是水到渠成的事。

宝宝每餐的奶量参考表

时间	数量（每次）
第1天	10ml
第2天	15~20ml
第3天	20~30ml
4~7天	30~60ml
7~15天	60~90ml
15~30天	80~120ml
1~2个月	120~150ml
2~4个月	150~180ml
4~6个月	180~240ml

（足月宝宝，出生体重在3.5kg左右宝宝可以参考以上奶量，避免过度喂养或奶量不够。）

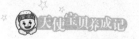

以上数据仅供参考，具体要遵循宝宝的实际需求。若是早上出生且达到平均体重的宝宝，到了晚上可能要吃到 15~20ml。

案例：

有一个妈妈求助，宝宝 15 天了，晚上 2 小时内吃了 170ml 的奶，依然不睡觉，感觉还要吃的样子，妈妈几乎要崩溃了。我们一般更多关注宝宝有没有吃饱，却很少考虑宝宝会不会吃撑了。按我们上面的奶量参考表，这个宝宝明显是过度喂养了。吃多胃不舒服同样导致宝宝难以入睡，应该及时纠正，以免出现胃肠道紊乱、脾胃失调、厌奶期提前、肥胖症等。

接下来我们探讨全母乳喂养、奶瓶喂养和奶粉喂养。

全母乳喂养对宝宝非常有益，很多妈妈们也有全母乳喂养的情结，但是她们中大部分认为的全母乳喂养就是一点奶粉都不可以给宝宝吃，其实这是认知上的一个误区。前期我们得依据妈妈和宝宝的实际情况做些妥协和调整，为后期实现全母乳喂养创造有利条件。

很多气血虚弱的妈妈产后的前 2~3 天奶水分泌较少，有些甚至没有，需要等生理性大涨奶过后才开始慢慢分泌乳汁。这之前给宝宝添加些奶粉是非常有必要的，这样不仅可以满足宝宝的营养需求，还可以让宝宝多喝多排，防止黄疸值的升高。

如果一味追求全母乳喂养，宝宝喝不到足够的乳汁，就会一直哭闹折腾，妈妈肯定休息不好，心情也非常焦虑，更加影响乳汁的分泌。因为妈妈的心情是影响母乳分泌的最重要因素，心情好，奶水才能充足。

除了妈妈自身的心情，家人对妈妈的关怀和照顾也是非常重要的。为什么这么多家庭因为宝宝出生没有多久就出现了夫妻离婚的变故？这里爸爸们的责任非

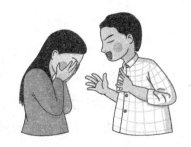

常大。其实妈妈生产后受体内激素的影响，情绪波动比较大，脾气也可能变得急躁，妈妈的这种变化并不是她们的本意，我们要能理解。如果爸爸可以比平时更加体贴关心妈妈，这对妈妈的产后修复和避免产后抑郁都是非常有好处的。比如在妈妈乳汁分泌少的时候，不要整天一直问：母乳够不够喝呀？为什么没有奶水？为什么奶水不够？这会加重妈妈的焦虑，结果只会适得其反。作为男性，应该在这个时候勇敢地站出来，成为一家的精神支柱，担当起养育家庭的重担。

如果没有及时通过粪便把体内血红素排出体外，宝宝的黄疸将会很快飙升。宝宝一旦住院治疗，便无法吸吮妈妈的乳房，极易造成妈妈堵奶、乳腺炎，并且妈妈的乳汁分泌也会越来越少，更加影响全母乳喂养的实现，所以说有时候添加奶粉正是为实现全母乳喂养做准备。

全母乳喂养并不是指一点奶粉都不能给宝宝吃，特别是在宝宝刚出生的前一周时间，妈妈体质比较虚弱，奶水分泌不足，宝宝黄疸值比较高，添加适量的奶粉还是很必要的。在添加奶粉需要使用到奶瓶的时候，很多妈妈们不愿意用，会选择用勺子喂，她们主要担心宝宝将来会产生"乳头混淆"，不再吸妈妈的乳房。接下来为大家释疑。

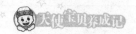

有关大宝宝的辅食添加：

一般宝宝在 6 个月时开始添加辅食，有些妈妈会在宝宝四个半月的时候就添加。这样做是有些操之过急的，此时宝宝的咀嚼吞咽功能、消化功能等还没有发育完全，不适应过早添加辅食，而且有可能影响到宝宝的睡眠。但以下情况可以在 4 个多月添加辅食：宝宝体格特别巨大，体重也比较重，同时奶量达到这个阶段的最高上限，每天 1100ml，白天每顿吃得狼吞虎咽，每次奶量达到 240ml，并且半夜醒后仍要喝大量的奶才会睡觉，这种宝宝就可以把添加辅食的时间提前。

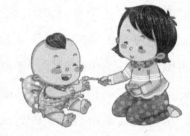

如果你家宝宝有如下的行为出现，也可以考虑添加辅食。

（1）宝宝舔舌反射消失的时候，如果把小勺子放到宝宝嘴里，宝宝的小舌头不把勺子顶出来。

（2）大人吃饭时看着，有想吃的欲望。

（3）无须支撑，自己能坐直。

（4）自己会伸手拿东西放进嘴里。

6 个月宝宝的辅食以米糊为主，7 个月宝宝的食物性状为烂糊，要求入口即化；8 个月宝宝的食物性状可以切成芝麻粒大小，还可以做成软的条状，锻炼咀嚼能力；9 个月宝宝的食物性状为软烂小丁颗粒；10 个月后，宝宝可以食用软饭和稍有嚼劲的食物。一岁以内的宝宝仍以奶为主，辅食只是锻炼宝宝的吞咽和咀嚼能力，为减少奶量、增加辅食打好基础。

6 个月宝宝辅食添加：

第一天先尝试 1~2 勺米糊，观察宝宝是否有吞咽能力，第二天 2~4 勺，第三天 3~5 勺，如果宝宝便便没有异常，也没有过敏反应，后面逐步增加 1~2 勺。两周后尝试新食物，添加新食物一般安排在早上第一餐辅食的时间。根茎类蔬菜、水果尽量晚一点添加，因为水果大多是甜的，宝宝太早吃甜的，可能会对原味的食物不感兴趣。第一次辅食时间放在早上醒来，或是上午小睡后，尝试完辅食立即吃奶，这样持续 1 个月时间。第一个月喂少量米糊，每次量 15~25g。保持奶量每天 800~1000ml，每天 4 次。

7~9 个月宝宝辅食添加：

7~9 个月宝宝每天奶量 800ml，这时宝宝已经可以用手拿捏食物了，可以选择一些可以拿着吃的半固体食物，如粥、烂面、软饭、碎菜、鱼、肉末、蛋类、薄片水果等，不添加调味料。

10~12 个月宝宝辅食添加：

10~12 个月每天奶量 600ml，这阶段可以让宝宝多接触各种食品，如煮熟的蔬菜、软的水果，用手抓着吃。如果不过敏，每周增加一次新食物；如过敏，一周后再尝试；对某种食物严重过敏，如呕吐、腹泻、皮疹，三个月后再试。如果宝宝出现食物不耐受，嘴边发红，轻微红斑，停一周再吃。

每天营养参考：鸡蛋 15~50g，鱼肉 25~75g，蔬菜 25~100g，水果 25~100g，谷类 20~75g，奶 500~800ml。

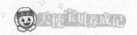

附 6 个月宝宝一天作息安排

7：00 少量米糊 + 马上喂奶

9：00~11：00 小睡

11：00 喂奶

13：00~15：00 小睡

15：00 喂奶

17：00 看宝宝状态，可以小睡半小时左右，在接近 7 个月时，可以吃少量水果或零食，但不能吃饱。

19：00 喂奶

19：30 后进入夜间模式，20：00 前入睡。

以上方案仅供参考，具体还需根据宝宝实际情况调整。

★会不会造成乳头混淆

妈妈们完全不用担心乳头混淆的问题，我们只需要注意在产后的前几天让宝宝多吸吮，一般前几天 2~3 小时就要让宝宝吸吮一次，如果乳腺还没有完全疏通，乳汁比较少，有必要补充些奶粉。但是需要特别注意的是，每次使用奶瓶前，要让宝宝吸吮乳房每边 5 分钟，一是通过亲喂刺激乳晕，让乳汁多分泌些；二是宝宝每次要喝到奶瓶奶水之前，必须要经过吸吮乳房这一道工序，无法偷懒，这样的操作流程可以避免宝宝因为吸奶瓶省力，不愿意再吸乳房的问题出现。

注意：早产儿母乳喂养要关注生长曲线图，适时添加母乳强化剂，如果配方奶喂养要选择早产儿专用的配方粉，在营养和安全上比普通奶粉更好。

★宝宝不喝奶粉，全部吐出来

宝宝把奶粉全部吐出的情况比较常见，这里有奶粉过敏的原因，有过度喂养的原因，有吃得太急太快的原因，也有胃食管返流的原因，以及没有正确拍嗝导致吐奶。我们可以采取相对应的措施，换奶粉、规律喂养，不要一次喂完，中间休息拍嗝，喂好奶不要马上拍嗝等，妈妈们需要正确甄别以上问题。

★如何选择合适的奶嘴型号和形状

合适的奶嘴可以使宝宝吸吮得更顺利。市场上奶瓶奶嘴品牌众多，妈妈们可以在宝宝使用的奶嘴上多备几个，在实践中找到最适合自己宝宝的，适合的才是最好的。

★不吃奶瓶是饿的时候喂还是不饿的时候喂更好

这两种说法其实是有很大争议的，有些人说饿的时候喂，宝宝饥不择食，肯定就会吃了。有些人认为宝宝不饿的时候喂，比较容易喂得进。但都不是绝对的，遇见脾气大的宝宝，再饿也不愿意吃奶瓶，就要喝妈妈的母乳，这时我们可以在宝宝心情愉快的时候，尝试喂奶瓶，但是不要强喂，如果宝宝抗拒，就等 1 个小时后再试，是一定可以让宝宝接受新的吃奶方式的。

也有些宝宝只吃奶瓶不愿意喝妈妈的母乳，这种情况常见于小月龄的宝宝，因为母乳吃起来比较费劲并且流速慢，如果再加上妈妈乳头短平、凹陷造成含乳困难，脾气性格急的宝宝便更加不愿意吃母乳了。如果没有做过规律喂养，只

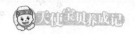

是等很饿的时候再喂宝宝，就会放大这个问题。

★ 由谁来喂奶瓶比较好

我们经常会收到妈妈这样的求助：宝宝不喝奶瓶，只愿意喝我的母乳，而宝宝一哭，我就又忍不住亲喂了。虽然，宝宝不喝奶瓶是由很多因素叠加造成的，但是我们是建议喂奶瓶应该交由妈妈以外的第三人来完成，这样才是最好的。因为让宝宝从母乳亲喂到接受奶瓶瓶喂很可能需要经历一个困难过程，特别是一些月龄稍微大点的宝宝，只要宝宝的韧劲强点，拒绝喝奶瓶而哭泣，妈妈就会很容易放弃瓶喂改为亲喂。如此几次，宝宝就很聪明地知道，只要一哭，妈妈就会改变主意。这不是妈妈们的错，因为宝宝一哭，就会刺激到妈妈的大脑神经，让妈妈身体自动分泌一些缩宫素和泌乳素。缩宫素促使妈妈子宫快速收缩恢复，泌乳素可以让妈妈身体分泌乳汁，母爱促使妈妈不由自主地又开始亲喂了。要想解决这个问题，爸爸或是奶奶、外婆会是比较好的瓶喂人选。

★ 第一次用奶瓶要注意些什么

我们首先要选择合适的奶嘴奶瓶，新生儿的奶瓶容量无需太大，奶嘴选择和妈妈的乳头相近的，宝宝会比较容易接受，并选择带有防胀气功能的。奶嘴流速要匀速，第一次瓶喂如果流速过快，宝宝容易发生呛奶的情况。

不论是第一次用奶瓶喂奶还是后期宝宝已经接受了奶瓶，在确保宝宝没有乳头混淆和对两种喂奶方式没有任何抵触之前，我们最好先亲喂再瓶喂，这样可以避免宝宝只接受奶瓶而不接受母乳亲喂。因为相对于小月龄的宝宝，亲喂意味着需要花更多的力气，瓶喂对他来说比较轻松省力。别看宝宝小，他们也是非常聪明和会偷懒的。我们这样操作就是要告诉宝宝，要喝上大口的乳汁，必须先经过对妈妈乳房的吸吮，这样做还大大降低了妈妈出现乳腺肿块的概率。

★ 5 分钟内都不接受奶瓶该怎么办

如果宝宝 5 分钟内都不接受奶瓶，我们千万不能采取强喂的方法，几次强喂后，宝宝会对瓶喂产生抗拒，后面想再喂就变得越来越难。这个情况很多人会说是不是到了宝宝的厌奶期了，不是，这是因为宝宝对强喂非常抗拒，也因此对奶瓶产生了抗拒，以后只要一看到奶瓶就会大哭。

正确的做法是等 1 小时后再喂，因为宝宝多多少少都能喝进去一些奶水，完全不用担心他会饿坏。如果真饿了，一定会很快接受。如果第一次瓶喂只喝很少的量，没有关系，保持耐心，增加活动与消化，下一次喂奶时间可以提前，之后就能看到宝宝的惊喜变化了。

★ 以前用过奶瓶，间隔很久不用了，宝宝会接受奶瓶吗

这个问题也是普遍存在的，因此我们时常建议妈妈们在宝宝完全辅食之前，要保持一天至少用一次奶瓶的习惯，即使是全母乳喂养，也可以吸出来喂一次。这样，妈妈就可以随时抽身外出做些重要的事情，也可以偶尔出去放松放松，约闺蜜吃个饭，和老公看场电影，享受生活，而不用担心宝宝饿着了。另外一个好处是，断奶以后或是妈妈们上班后需要用奶瓶喂养时能过渡得非常顺利。

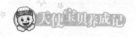

案例：

我们收到过一个母婴护理师的求助，8 个月宝宝突然抗拒奶瓶，喂养规律做得也很好，妈妈亲喂的话，宝宝也能吃得很好，就是突然之间宝宝不愿意吃奶瓶了，母婴护理师试了很多方法，都不奏效。我们让母婴护理师检查奶嘴是否有堵塞的地方，或是换大一号的奶嘴试试。后来母婴护理师回复，问题已经解决了。原来宝妈看到抽屉里面有个新的奶嘴，就让母婴护理师换上使用，当时也没有注意看是 M 号的，而替换掉的奶嘴型号是 L 号，就这样找到了问题原因。宝宝对奶流速是非常敏感的，我们在养育宝宝的过程中，要记得根据月龄适时地调整奶嘴的型号大小。

早产儿奶嘴型号选择：

WS-1，5 斤以下，吸吮弱或不会吸吮的宝宝适用；

WS-2，5 斤以上，吸吮弱或不会吸吮的宝宝适用；

SSS，5 斤以下，会吸吮的宝宝适用；

SS，5 斤以上，会吸吮的宝宝适用。

足月儿奶嘴型号选择：

SS，（圆孔）0 个月宝宝适用；

S，（圆孔）1 个月以上宝宝适用；

M，（Y 字孔）3 个月以上宝宝适用；

L，（Y 字孔）6 个月以上宝宝适用；

LL，（Y 字孔）9 个月以上宝宝适用；

3L，（Y 字孔）15 个月以上宝宝适用。

案例：

有些客户的乳房条件不好，比如：乳头凹陷、乳头巨大、乳头很长，这对于新生宝宝来说，小嘴要很好地含接乳头乳晕是非常困难的。我们应该正视这个客观问题，不要勉强宝宝一定要亲喂，可以先借用乳盾或是吸奶器将母乳吸出来用奶瓶喂养，等宝宝再大点，可以含下妈妈的乳头的时候，再选择亲喂。有些妈妈会担心宝宝不吸吮只用吸奶器，奶水会不会越来越少，其实我们可以选择带软三通的吸奶器，这种吸奶器的工作原理就是模仿宝宝嘴巴吸吮的动作吸奶，只要白天严格按宝宝吃奶的频率去用吸奶器吸奶，每次吸奶时间不少于 15~20 分钟，这样奶水只会越来越多，完全不用担心变少。

育儿小妙招：

如何判断宝宝是否吃饱？答：通过宝宝的一次小睡时长就能判断宝宝上一顿是否吃饱了。

第三节 （A 玩）适度活动对吃和睡的影响

成人的世界如果是整天吃了睡，睡了吃，没有任何活动，持续几天下来会是一种什么状态？可是很多新手爸爸妈妈会认为宝宝的世界就应该是吃和睡。还未满月的宝宝尚可如此，如果满月后仍缺乏必要的活动，将产生很多吃和睡的问题。

在宝宝学会走路之前，食物在胃肠道的消化和推进只能

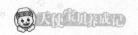

依靠胃液和胃肠道自身的蠕动，而这显然是不够的。妈妈们每天都给宝宝做抚触和排气操，可是为什么宝宝还是会有胀气和消化问题出现呢？

抚触：洗澡后给宝宝做抚触有利于促进亲子情感，通过对宝宝皮肤的触觉刺激，可以促进宝宝大脑细胞的发育，缓解紧张情绪，促进安眠，但是对预防胀气和促进消化作用不明显。

排气操：整体流程做下来耗时长，且妈妈手法无法做到位，特别是手脚对压的时候，妈妈往往不敢使劲，大大影响了效果，加上宝宝哭闹不配合，只能走一个过场就匆忙结束，故实际作用有限。

帮助宝宝消化的最佳方法还是"揉腹按摩法"。

新手父母和一些母婴护理师，都有这样的一个做法，就是喂饱宝宝后，尽可能地让宝宝快点入睡，这里有些小小的私心，好不容易把宝宝弄睡，如果按吃—玩—睡的模式谁也没有把握宝宝会再乖乖入睡。好不容易忙里偷闲，没有必要再冒险让宝宝吃奶后活动会儿再睡觉了。这种吃"完"睡的模式会一直持续到宝宝满月左右。但是满月后，就由不得我们做主了，随着宝宝神经系统发育的完善和视觉增强，对外界的好奇心，让他对身边的很多事物产生了探索的兴趣。有些宝宝在10多天或20天的时候白天睡眠就变少，活动时间明显增加，这个时候该到了从吃"完"睡向吃"玩"睡的过渡了。

如何安排活动项目和活动时长也非常重要，否则就会让宝宝走进疲劳过度的境地。

0~3 个月：揉腹、醒着、聊天、抚触按摩、排气操、翻身、趴。

4~6 个月：揉腹、聊天、翻身、爬、拉坐、滚、独坐。

7~12 个月：揉腹、爬、坐、户外活动、站、走、读书、精细动作练习。

我们强烈建议新手父母们，不要没事就抱着宝宝，让宝宝自己在床上多躺着踢踢腿，趴一趴，我们只需在一旁关注宝宝的安全就好。千万不要觉得宝宝一个人躺在床上好可怜，独自玩耍是在培养宝宝的独立和专注力，而一个人专注力的好坏直接影响到宝宝将来的学习和工作。21 世纪了，我们不能做妨碍科学育儿、顽固不化的人，要相信科学。

案例：

我们接到过一个 5 个月宝妈的求助，她家宝宝最近老是喂奶喂不进去，而且奶量越来越少。之前睡眠还挺好的，现在白天睡觉开始要抱着边走边哄了，而且抱睡放下最多只能睡10 分钟，希望得到我们的帮助。咨询师上门后通过观察发现以下几点问题：1. 宝宝 5 个月了，每次奶量只有 70~80ml，难得一次吃到 100ml，奶量明显偏少，体重轻，较瘦；2. 宝宝几乎没有自己的活动，大人只是偶尔放宝宝在床上玩一会儿，大多数时间是大人轮流抱着；3. 白天的喂养没有规律，有时候 3 小时喂一次，有时候 4 小时喂一次。

我们的建议非常简单：1. 在房间空地放置一个爬行垫，白天不要把宝宝抱在手上，让宝宝多爬多运动，多消耗体能，消耗多余精力，饿得快吃得就多了；2. 白天喂养规律固定在 4

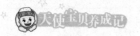

小时一个循环；3.配合每天餐前的揉腹，再吃些婴儿服用的益生菌，帮助调节肠道功能，促进消化吸收。

第二天我们就收到妈妈的反馈，她按照我们的建议去做，宝宝的问题当天就有明显改善，奶量一下子就上去了。妈妈很开心，觉得有信心把宝宝养育好，也对咨询师的专业指导表达谢意。对宝宝有用，对妈妈有帮助正是我们要把宝宝睡眠管理推广开来最大的动力。

第四节　（S睡）睡好是吃好和玩好的前提

那些睡眠好的宝宝，每天一睁开眼就微笑着等待妈妈给他喂奶，一家人美好的一天从此开始。宝宝接下来的喝奶、活动和小睡，都会在轻松愉快的气氛中进行下去。反之，若宝宝整天是在哭闹中醒来，就会感觉一切都是那么的糟糕。本节就教大家如何按月龄安排宝宝一天的睡眠。

一、0~1个月宝宝

白天模式：宝宝出生的前7~10天，根据出生体重的不同，2~3小时一个吃—玩—睡的循环，宝宝吃奶、短暂醒着、睡觉1~1.5小时，然后进入下一个吃—玩—睡的循环。月子的中后期会从2小时慢慢过渡到2.5~3小时一个吃—玩—睡的循环，宝宝吃奶、醒着时间变长，睡觉1~2小时。（宝宝在睡眠上差异比较大，这里有脾性原因，但更多的是养育不科学造成的小睡时间过短。）

晚上模式：月子期间，晚上和白天大家都比较辛苦，2~3小时一个吃—睡的循环，所有的夜间模式是不安排任何活动的，换尿不湿也需要快速解决。宝宝吃奶、睡觉1~2小时，然后进入下一个吃—睡的循环。（标准体重以上的宝宝，在月子后期晚上可以间隔4小时以上喂养一次。）

二、2~3个月宝宝

白天模式：3小时左右一个吃—玩—睡的循环，宝宝吃奶、醒着活动、睡觉1.5小时左右，然后进入下一个吃—玩—睡的循环。

晚上模式：夜间不要遵循3小时循环，以宝宝不饿不喂为原则，这个月龄段的宝宝夜奶从2次慢慢过渡到只有1次。

我们总是误以为教科书上说的3个月内的宝宝每隔3小时喂养一次，是白天和晚上都是如此。从生物学角度来说，动物晚上是不进食的，人类也是一样，宝宝只需要白天每次喂饱，存储的能量是足够晚上消耗的，所以宝宝晚上的喂奶尽量遵循饿醒再喂的原则，不必刻意叫醒喂奶。

三、4~6个月宝宝

白天模式：4小时左右一个吃—玩—睡的循环，宝宝吃奶、醒着时间更长、睡觉1.5~2小时，然后进入下一个吃—玩—睡的循环。

晚上模式：夜间不用遵循4小时循环，以宝宝不饿不喂

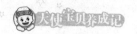

为原则，这个月龄段的宝宝基本一次夜奶就可以，直到自然停掉夜奶。

四、7~12 个月宝宝

白天模式：开始慢慢添加辅食后，4 小时左右一个吃—玩—睡的循环，一天 4 顿，辅食和奶混合喂养，这个混合喂养是指一顿辅食一顿奶，而不是指的同时吃。宝宝吃奶、醒的时间更长，可以在上午、中午安排一次 1~2 小时小睡，傍晚最多 30 分钟的小憩。9 个月后，有些宝宝可以取消上午的小睡。

晚上模式：夜间不要中断宝宝的睡眠，这个月龄段的宝宝只要白天喂养规律，食物充足，便不再需要夜奶。

还有人会牺牲自己的健康，忍受腰疼和手臂酸痛，抱着宝宝睡觉，这对要执行 3 小时循环或是 4 小时循环作息来说是不可能实现的。如果真的想要改善宝宝睡眠，请开一个家庭会议，把目前面临的困难和问题通过讨论的形式找到一个解决方案，为后面可能出现的争论扫清阻碍。会议主题：抱睡只能帮助宝宝完成几个连续的浅睡眠，只有在床上睡才能给他高质量的深睡眠，而深睡眠是宝宝记忆储存、大脑发育、身体发育最重要的时间点，不要让宝宝输在真正的起跑线上。我们要想的办法是放下而不是延长抱在手上睡的时间，大家目标要一致，抛弃所谓的怜悯之心，宝宝的哭绝不是可怜的哭声，而是寻求帮助的哭，是无法让自己平静下来无助的哭，我们只需要耐心帮助宝宝掌握自我安抚入睡的技能就可以。

该到了让宝宝美美睡上一觉的时候了。

育儿小妙招：

如何判断宝宝的睡眠是达标的？答：如果宝宝醒过来的时候是非常满足地看着你，不哭不闹，没有烦躁的情绪，说明宝宝这一觉睡得很香。

第五节 （Y学）学习是育儿成长必经之路

我们把妈妈养育宝宝的成长之路，比作宝宝技能解锁和妈妈功能升级之路，是不是有点像游戏中的打怪升级呢？这样一来，年轻的爸爸妈妈们也会更感兴趣了。

一、0~1个月宝宝

宝宝技能解锁：原始反射、学会喝奶、有安全感。

妈妈功能升级：学会喂奶、耐心自信、脾性温和、尊重宝宝、按摩抚触、揉腹运动。

新生宝宝最初掌握的技能其实是一些本能反射，例如，开始的吃奶动作是用吸吮反射＋寻乳反射来完成的，天生就会。但是也有很多宝宝的衔乳姿势不正确，导致无法大口喝上乳汁，这就需要我们教会宝宝让小嘴巴整个包裹住妈妈的乳晕，否则妈妈也很容易出现乳头皲裂。宝宝对身边的人慢慢产生信任，形成依赖。

一个脾气急躁的妈妈，需要马上升级成为一个脾性温和，

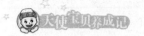

说话细声细语的妈妈，如果做不到，由此引发的问题会一直持续下去，直至妈妈完成此能力的解锁。如果迟早要做，为何开始要选择逃避？如果你忘了其他能力如何升级，请回头再看第二章节的相关内容吧。

二、2~3 个月宝宝

宝宝技能解锁：自主入睡、学会抓握、视力增强、学会发声。

妈妈功能升级：哄睡工具、增加互动、感情交流。

满月后的宝宝基本上会从"吃—睡—吃—睡"的模式过渡到"吃—玩—睡"的模式，白天清醒的时间越来越长，我们与宝宝的互动和情感交流将变得更为频繁。宝宝也会简单发声，和宝宝聊聊天，讲讲小故事，听听音乐都是不错的选择。宝宝能在大人适度的帮助下学会自我安抚、自主入睡的技能，并且自主入睡在这个月龄阶段是最容易实现的。宝宝可以练习抓握等大动作，开始用手和眼睛来探索世界。宝宝视力的增强使他们对外界的一切都非常好奇，这在一定程度上会影响到宝宝的睡眠质量和吃奶效率，所以很多宝宝在这个月龄段突然变得没有以前乖了。

白天的时候，宝宝从玩过渡到睡的过程，可能需要大人的帮助，为了避免奶睡、抱睡等，妈妈得先学会正确的哄睡技能——"嘘拍法"，该方法的具体操作请看第六章第三节相关内容。

三、4~6 个月宝宝

宝宝技能解锁：昼夜节律、睡整夜觉、翻身爬行。

妈妈功能升级：新哄睡法、睡眠程序、做好代言。

很多宝宝 4 个月开始，黑白颠倒就会自己消失，这是宝宝大脑开始分泌褪黑素，形成昼夜节律的结果。如果宝宝前 3 个月睡眠程序做得很好，基本上就可以睡整夜觉不需要喂夜奶了。有些 4 个月的宝宝已经非常会翻身了，妈妈一定要注意安全，如果把宝宝放在大床上睡觉，在没有人看护的情况下，宝宝醒来后很可能自己翻身滚下来，所以周边的防护一定要做好，防患于未然。这里强烈建议妈妈让宝宝睡婴儿床，安全无小事，请慎重再慎重！

宝宝 4 个月的时候，会出现所谓的睡眠倒退。我们需要帮助宝宝从 3 个月起慢慢从白天 3 小时睡眠程序过渡到白天 4 小时睡眠程序，使用的哄睡工具也要从"嘘拍法"改为"抱起放下法"。对于这个阶段的宝宝夜里不吃夜奶不要大惊小怪，因为这符合这个月龄段宝宝的生长规律，白天的睡觉时长会相应减少，但是我们还是要保证有 2~3 次的小睡。

另外，妈妈要学会做宝宝的代言人，比如宝宝饿了可以说："宝宝，你是不是饿了，稍等下，妈妈马上喂奶给你吃哦。要快点呀，哦，好的，妈妈快点。"站在宝宝的立场，替他说出他想表达的话。

四、7~9 个月宝宝

宝宝技能解锁：分离焦虑、学会咀嚼、学习站立。

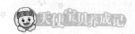

妈妈功能升级：**玩躲猫猫、辅食制作。**

我们前面有建议当宝宝2个月时，大人吃饭的时候，可以把婴儿床放餐桌旁让他独自玩耍，培养宝宝的独处能力和专注力，也能很好地避免今后出现分离焦虑。但如果你没有这么做过，那么在这个月龄段就要有意识的和孩子做些躲猫猫的游戏，帮宝宝尽快度过即将到来的分离焦虑期。

五、10~12个月宝宝

宝宝技能解锁：**精细动作、学习走路、自己吃饭。**

妈妈功能升级：**安全意识。**

宝宝开始学会控制手指拿捏较小的物品，妈妈可以自制或是购买教具，训练宝宝的精细动作。有些宝宝想要自己用勺子开始吃饭，虽然做得不是特别好，会经常把饭粒撒的满地都是，但这是宝宝第一次手、眼、脑协同工作完成一件事，应该多鼓励，多让他们尝试。

这个月龄的宝宝学会了站立，有些已会蹒跚走路，妈妈要做好家里桌角、床角等尖锐地方的保护措施，防止宝宝磕碰到。药品和开水不要放在宝宝容易够着的地方，以防发生重大意外。

六、1~3岁宝宝

宝宝技能解锁：**如厕训练、跑跳练习、走平衡木、规则训练、吃饭训练、说话练习。**

妈妈功能升级：**不做代言。**

上面我们有提到宝宝 4~6 个月的时候，爸爸妈妈要做好宝宝的代言人，替宝宝说出他的感受和需求。但是从 1 岁开始，宝宝已经开始学说话，虽然开始只会说非常简单的 1~2 个儿化音，我们还是要非常有耐心地教宝宝发声，尽可能地鼓励宝宝自己表达出来，慢慢减少帮宝宝代言的频率，直到宝宝掌握基本的语言交流。有些宝宝在 3 岁的时候还不会说话，不愿意开口，这不是宝宝的声带有疾病，而是我们平时都替宝宝代言了。

在如厕训练这件事上有很多争议的地方，比如说不能 1 岁内过早把尿，不利于宝宝养成自主排尿的意识，会对把尿形成依赖性；比如说长时间把尿容易造成宝宝脱肛、肛裂，不利于宝宝髋关节的发育。很多家长误认为等宝宝长大了自然就不需要尿不湿了，可事实是，很多孩子 3 岁了还在用尿不湿，如果不穿尿不湿就无法尿尿，无法排便。万物都有两面性，不是非黑即白。

我们建议等宝宝大一点，身体长结实了，可以把尿，但是时间千万不能太长。宝宝会用语言表达需求的时候，如厕训练就可以正式开始了。我们可以选择在夏天进行，因为这样宝宝不容易着凉并且方便清洗衣物。首先白天不用尿不湿，如果宝宝尿裤子了，不要责骂，帮他换洗干净衣物，并告诉宝宝，让宝宝知道原来尿湿裤子是不舒服的，下次可以叫妈妈帮忙如厕。经过几次练习后，宝宝就能感受到尿裤子的不舒适，自主养成白天如厕的好习惯了。如果晚上妈妈不想麻烦起夜，可以在晚上用回尿不湿，但是需要细心观察，看看

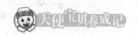

早上醒后宝宝的第一次尿量多不多，尿不湿是不是干爽的。巩固一段时间后，如果确定宝宝晚上不会尿床，你家宝宝就可以彻底告别尿不湿了。当然在这个过程中，有可能白天玩得过于兴奋，导致晚上偶尔的尿床，这时请不要责怪宝宝，第二天我们再和宝宝讨论前一晚发生的事情，以轻松愉快的方式讨论如何避免再次尿床，比如睡前要排尽尿，晚饭后要控制饮水，等等。

我们作为宝宝的带养人需要不断成长，且不说新手妈妈需要各种育儿能力的升级，就拿经验相对丰富的母婴护理师来说，也需要有不断学习的意识。因为每个宝宝都是独一无二的，每个宝宝的哭声、面部表情、肢体动作所要表达的意思都是不相同的，无法仅凭经验就能精准判断，还是需要通过时间慢慢掌握每个宝宝的婴语规律。

我们曾经做过一个测试，让500名资深母婴护理师看一个视频，通过看和听判断视频中宝宝啼哭所代表的含义，500人中有猜测宝宝饿的、累的、困的、无聊的，就是没有一个人能非常准确、肯定地判断出宝宝哭的具体含义。由此可知，作为新手妈妈，想要通过宝宝的啼哭声断定宝宝的需求，更是痴人说梦。我们一定要结合睡眠程序，通过每天的喂养记录和作息规律去做出判断。

如果在宝宝新生儿阶段，没有帮宝宝建立吃—玩—睡的规律，也没有养成良好的作息规律，即使月子期间宝宝很乖，满月后出现一团糟的概率也非常大。

下边是宝宝的作息记录表，大家可以参考使用。

天使宝贝EASY程序记录表

喂奶记录

序号	第一天					第二天					第三天				
	开始时间	结束时间	瓶喂奶量	亲喂时长	备注	开始时间	结束时间	瓶喂奶量	亲喂时长	备注	开始时间	结束时间	瓶喂奶量	亲喂时长	备注
1															
2															
3															
4															
5															
6															
7															
8															
9															
10															

1.喂奶记录从每天天亮后第一遍喂奶开始记录；2.特殊情况记录在备注栏里面。

睡眠记录

序号	第一天			第二天			第三天		
	开始时间	结束时间	备注	开始时间	结束时间	备注	开始时间	结束时间	备注
1									
2									
3									
4									
5									
6									
7									
8									
纸睡	次/天；　分钟/次			次/天；　分钟/次			次/天；　分钟/次		
趴睡	次/天；　分钟/次			次/天；　分钟/次			次/天；　分钟/次		

1.睡眠记录从每天天亮后第一遍喂奶开始记录；2.特殊情况记录在备注栏里面。

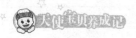

第六节　4个月以上宝宝育儿程序的调整

大家知道为什么要把4个月以上宝宝的EASY睡眠程序单独作为一个章节来讲吗？细心的读者应该注意到前面的学习内容中多次提到了4个月宝宝的不同特性和变化，因为婴儿在4个月是一个生长发育的飞跃期。很多妈妈诉说宝宝前4个月的睡眠和喝奶一直都挺好，像个天使宝宝，可是从4个月左右开始出现了睡眠倒退，本来一次夜奶或不喝夜奶的，突然又开始要喝了，并且越来越频繁。如果你也遇到了这道坎，请认真学习本节。

头3个月，宝宝白天的吃、玩、睡都是按照3小时一个循环安排作息的，从3个月开始，我们会发现宝宝越来越抗饥了，吃奶的时候不再那么猴急了，甚至脾气急躁的宝宝也可以安静等待了。有经验的妈妈就会慢慢把宝宝的3小时规律延长到3.5小时再到4小时。而有些妈妈仍然坚持3小时的喂养规律，有时候宝宝不饿，为了能达到3小时喂养，会刻意减少奶量，来满足喂养时间上的要求。

我们看看差别在哪里，4小时拉长了喂养的时间间隔，意味着宝宝能吃进更多一些的奶量，相应提高了白天的抗饥性，夜晚的抗饥性也同步增长，所以很多时候宝宝夜奶的消失就和白天顺利从3小时到4小时喂养规律过渡紧密相关。反观坚持3小时喂养的宝宝，不仅奶量减少了，抗饥性也变差了，宝宝吃、玩、睡间隔的时间反而容易从3小时到2小时逆向发展。相对于这个月龄应该有的作息特性没有做到，出现睡眠和吃奶问题就不足为奇了。

这就是很多人说的"睡眠倒退"，其实真正的原因是没有随着宝宝月龄的增加做出相应的作息调整罢了。如果你家宝宝 4 个月也有类似问题，就要马上行动了。

4 个月以上宝宝的 EASY 程序时间表参考：

（吃—玩—睡 4 小时为一个周期。）

E 吃：8：00 起床进食（这个时间很重要，固定下来。）

A 玩：8：30

S 睡：10：00（小睡 1.5~2 小时。）

E 吃：12：00

A 玩：12：30

S 睡：14：00（小睡 1.5~2 小时。）

E 吃：16：00

A 玩：16：30

S 睡：17：00 或者 18：00 或者之间（小憩）

E 吃：19：00（如果正经历猛涨期，那么在 19：00 以及 21：00 两次密集进食。）

A 玩：洗澡（也可以安排在上午或是下午。）

S 睡：19：30 睡觉（进入夜晚模式，这个时间很重要，

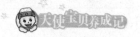
固定下来。）

E吃：23：00梦中进食（一直到7~8个月大，或者到稳定进食固体食物，停止梦中进食。）

S睡：继续睡觉

如果妈妈只想用上面的作息时间表套用在自己宝宝身上，会发现没有那么好用，宝宝并不配合。这时请想想前言说的，我们的"金刚钻"是如何开始工作的，对的，先解决好情感与信任，排除宝宝胀气问题、环境干扰，再来做EASY程序吧，处理问题的顺序别颠倒了。

这套睡眠程序绝不是用来控制宝宝生活的，此书的睡眠管理也不是真要管理宝宝。你可以把EASY程序当作生活中的作息表，不必一分钟不差地严格执行，但是别偏离太多。我们只是通过科学的规律制定，使妈妈不再纠结宝宝到底几点会醒来，几点该喝奶，几点去睡觉了，宝宝也很清楚，接下来，妈妈会给他做什么了。

天使宝贝养成记

第六章

按月龄选用正确的
哄睡工具

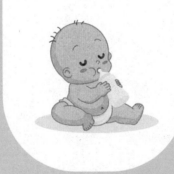

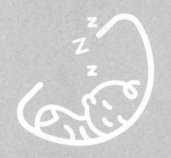

读者们终于盼到了最想学习的哄睡工具章节，在学习之前，大家再回忆下前面 5 大章节的内容，对宝宝睡眠的影响是不是都非常重要？如果没有前面的基础铺垫，大家直接学习本章，是不是真的有信心把宝宝的睡眠问题都搞定？

有研究表明，把睡眠好和睡眠不好的宝宝进行对比，二者夜间会醒来的频率是一样的，只是睡眠好的宝宝自我安抚能力很强，不需要我们的帮助就能再次入睡。而睡眠不好的宝宝在 45 分钟一个睡眠周期会醒来叫醒我们，要依靠帮忙才能再次入睡。因此如何科学哄睡宝宝，在用"金刚钻"体系解决宝宝睡眠问题上显得尤其重要。

本章节教大家用什么方法帮才是正确的，何时帮才是最恰当的。

第一节　何为错误的哄睡道具

我们把错误的哄睡方法称为"哄睡道具"，把正确的哄睡方法称为"哄睡工具"，"道具"与"工具"仅仅一字之差，所得到的结果却大相径庭。为了区分和记忆，我们把"道具"

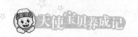

与拍戏用的假道具联想起来，它对宝宝是无益的，而"工具"好比生活中需要用到的各种有用工具，它对宝宝是有益的。

一、无益的"哄睡道具"

（1）奶睡、奶瓶。这是妈妈比较常用的哄娃神器，甚至有些所谓的专业母婴护理师也会教妈妈用奶睡的方法哄睡宝宝。这样做的原因就是方便快捷，但是随着宝宝月龄的增加这个方法不仅越来越不好用，还会形成依赖，最后可能连奶睡都不起作用。

（2）抱睡。抱着宝宝睡觉应该可以算得上是排名第一的哄睡道具，这个方法不用学，每个人自然就会了，就是费胳膊费腰。（人体道具）

（3）摇晃、走动、萝卜蹲。（动作道具）

（4）其他各种奇怪道具，比如腰凳、纸巾。

案例：

网上有个爸爸，分享了自己带娃的经验。第一天分享了一个腰凳，把宝宝放在上面脸朝前，抱着一直在房间里面走动，半小时后宝宝睡着。第二天分享了竖着抱宝宝，还是把宝宝的脸朝前，一直在房间走动，直到宝宝睡着。不知道这个爸爸抱着 13 斤的宝宝还能坚持多久，等到宝宝 20 斤、30 斤的时候又该怎么办？他所谓的好方法其实误导了很多父母。

以上所有道具以及各种新的道具，都是我们要摒弃的。这里就不再一一拆解讲述了，一句话：不要用就对了。

二、有益的"哄睡工具"—— 安抚奶嘴

如果建议妈妈用安抚奶嘴，很多妈妈会持反对意见，不理解安抚奶嘴怎么能算对宝宝有益的"哄睡工具"，认为安抚奶嘴对牙齿发育有影响，很多宝宝 1~2 岁还在使用安抚奶嘴，会形成严重的依赖。以上都是妈妈们极力反对使用安抚奶嘴的原因。但万物皆有利弊，这得看我们如何好好利用。

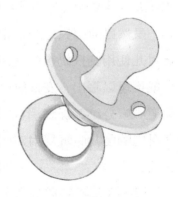

既然是有争议的话题，我们就从正反两面来剖析，给大家直观地呈现，至于各位读者如何取舍，就看自己的意愿了。

（1）安抚奶嘴应用场景。

宝宝吸吮安抚奶嘴这个过程，我们在医学上称之为"非营养性吸吮"，宝宝吃上奶的过程，称为"营养性吸吮"。所有婴儿的吸奶都是从"非营养性吸吮"到"营养性吸吮"的过渡。国内外很多的儿童专科医院，针对早产儿使用安抚奶嘴做过大量临床研究，下面摘抄其中一篇研究成果供大家学习参考。

早产儿胃肠道功能尚未发育健全，喂养过程中，极易出现喂养不耐受事件，对患儿的生存质量产生不利影响。临床研究表明，通过早期建立肠道外营养，可在一定程度上改善早产儿的营养状况，但长期的肠道外营养也会带来一系列的副作用。非营养性吸吮，可刺激早产儿胃肠道激素的分泌，

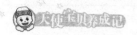

提高早产儿的消化能力，同时对于胎便排泄和胃肠道排空也具有一定的促进作用，可减轻长期肠道外营养带来的副作用。本研究即分析和探讨了非营养性吸吮对早产儿胃肠道功能的影响。（摘自：成都市妇女儿童中心医院新生儿科——早产儿非营养性吸吮对胃肠道功能的影响）

虽然目前都只是针对早产儿使用安抚奶嘴的研究，正常足月儿使用安抚奶嘴尚无研究数据可供参考，但是从所有研究成果可以看出，安抚奶嘴可以促进口腔唾液分泌，促进胃肠道激素分泌，提高消化能力，应该是不争的事实。而且三个月内的婴儿吸吮反射对吸吮的需求，也可以通过安抚奶嘴实现。

很多人都不知道其实有早产儿专用安抚奶嘴和早产儿专用奶嘴、奶瓶，与足月儿使用的完全不一样，以下资料供大家参考。

早产儿安抚奶嘴型号选择：

S，低于2000g早产儿适用；

M，2000~3000g早产儿适用。

足月儿安抚奶嘴型号选择：

S，0~3个月宝宝适用；

M，3~6个月宝宝适用；

L，6~18个月宝宝适用。

安抚奶嘴可以选择和妈妈的乳头比较接近的形状，很多时候需要多选几个品牌看宝宝更愿意接受哪个。

（2）亲喂母乳时候的启动作用。

我们仔细观察亲喂母乳的时候，所有宝宝吃奶都是先由"非营养性吸吮"开始的，前面的几次吸吮短而快，大约每秒吸吮2次，没有伴随吞咽的动作；然后过渡到"营养性吸吮"，这时的吸吮是深而慢，大约每秒吸吮1次，伴随有吞咽的动作，这时宝宝才真正喝上了妈妈的乳汁。所以喂奶前我们可以用安抚奶嘴来启动宝宝的吸吮。如果遇到宝宝喝着喝着睡着了，也可以用安抚奶嘴重新启动宝宝的吸吮，比用妈妈的乳房启动更加方便，特别是在护理早产儿的时候。

（3）安抚和止痛作用。

以下两种情况强烈建议妈妈使用安抚奶嘴。

①宝宝难以入睡哭闹的时候，安抚奶嘴可以起到安抚的作用，宝宝其实很享受通过吸吮带来的乐趣和满足感，这种吸吮满足感也可以通过吸吮妈妈的乳房或奶瓶来获得。每个宝宝都有吸吮需求，区别在于有些宝宝需求更多些，有些则少些，他们能通过吸吮获得心理满足，通过吸吮获得安全感。在宝宝闹觉又不饿的情况下，可以给宝宝安抚奶嘴而不是乳房或奶瓶，因为不管给乳房还是给奶瓶，都会让宝宝吃进奶，只有用安抚奶嘴可以避免增加宝宝的胃肠负担。

②喂养频繁容易导致宝宝消化不良和胀气问题，建议用安抚奶嘴替代奶瓶或乳房来哄睡。切记哭闹≠饿了，不要再盲目地一哭就喂奶了，很多时候把安抚奶嘴用上，会发现能起到神奇的止痛止哭效果。这里的疼痛是指宝宝生理性的疼

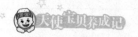

痛，无须用药物治疗。

（4）吸吮不够。

这里我们要特别注意，使用奶瓶喂的宝宝，还有部分吸奶效率高的宝宝，因为吸吮时间相对母乳亲喂时间更短，所以通常需要额外的吸吮需求。这些宝宝常在喝完奶瓶中的奶后会哭闹一段时间，妈妈通常会误以为宝宝还没有吃饱，又添加了一些奶粉，然后宝宝就安心睡觉了。从此以后，这个情况就用添加奶粉来解决了。其实这里存在着很大的误区，到底是因为添加了奶粉的作用，还是因为吸吮奶瓶，延长了吸吮满足感的时间起的作用呢？经验告诉我们，后者的情况居多。

妈妈们一定会问，我们怎么知道宝宝是不是真的饿，万一是真的饿了呢？所以做宝宝睡眠管理一定要引进程序和时间，这是一个很重要的参考依据。举例说明：一个3个月内的宝宝，8：00刚喂过足量的奶，9：20开始安抚睡觉，这个时候的闹觉，就肯定不能用乳房和奶瓶来安抚。根据3个月内宝宝的睡眠程序，每次喂奶间隔时间是3小时，下次喂奶的时间大概是11：00左右。此时，用安抚奶嘴和"嘘拍法"安抚宝宝才是最正确的。

为了满足宝宝的吸吮需求，不论用乳房还是用奶瓶安抚，多多少少都能吸进乳汁，只有用安抚奶嘴才是最佳的选择。后面的讲解将为反对使用安抚奶嘴的妈妈们，打消心中顾虑。

三、安抚奶嘴禁用场景

为什么很多妈妈们一谈到安抚奶嘴就色变，是因为有安全隐患？还是听到了太多的负面新闻？或是亲眼见到几岁的大宝宝还在叼着一个安抚奶嘴的情形？上面详细描述了我们可以使用安抚奶嘴的常用场景，下面再说说，什么场景下我们千万不能用安抚奶嘴，看看宝宝是如何形成对安抚奶嘴的过度依赖和安抚奶嘴又是怎样被妖魔化的。只有避免过度使用，才能为安抚奶嘴正名。

宝宝睡着后吐出安抚奶嘴，千万不要主动给他再塞回去。很多妈妈们为了能让宝宝多睡会，防止醒来哭，会把已经吐出来的安抚奶嘴又塞回宝宝嘴里，本来安抚奶嘴是工具，这时变成了道具。

如果你家宝宝已经对安抚奶嘴形成依赖，我们应采取措施及时纠正。最有效的就是用转移注意力的方法，或是引入新的安抚物，比如玩偶或是安抚巾，并在宝宝3~4个月开始的口欲期，给宝宝多用些牙胶玩具，以满足宝宝的口腔需求，只要我们及早介入，这种情况是比较容易纠正的。

当宝宝到了可以吸吮自己手指的月龄，也是一样，不用过于忧虑，参考安抚奶嘴的注意事项，到了该戒除的时候要及时介入，用转移宝宝注意力或是用新的安抚物、牙胶玩具等替代。特别是大月龄的宝宝，用安抚物可以替代抱着哄睡，给他一个喜欢的玩偶，他就可以抱着自主入睡了。

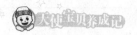
案例：

我们收到过一个求助，2个月宝宝，白天醒的时候会一直想吃，感觉就是一直吃不饱，晚上的时候也基本两个多小时吃一次。他会使劲地哭，给他吃过了之后，可以自己躺着玩，大概1

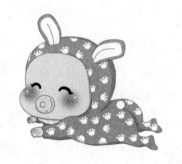

个小时又要吃了，可是每次只吃50~60ml的样子。最近几天晚上睡前开始闹了，今天到22：00多都还没有睡觉。补充信息：平时不给宝宝做腹部按摩，只做抚触和排气操；偶尔让宝宝趴趴；没有吃过益生菌。现在每次睡觉需要靠奶睡和抱睡才能安抚宝宝。

分析：从这个案例我们发现几个问题：1.宝宝白天的喂养规律不好，2个月足月龄宝宝的白天喂养间隔应该是3小时一次，胃的排空时间大约需要1.5小时，如果1~2小时就喂养一次，胃无法得到足够的休息时间；2.因为频繁地喂养，旧的奶没有消化完，新的奶又吃进去了，恶性循环导致胃排空延迟，这时候宝宝就会出现腹胀、胀气、肠鸣等不舒服症状，往后发展将形成我们常说的"零食嘴"。再加上平时没有给宝宝做腹部按摩，没有经常给宝宝趴一趴，也激化了问题。时间拖得越久，伤害越大，身体的不适也将影响原本很好的晚上睡眠。

方案：1.把白天的喂养间隔做到2.5~3小时一次，晚上等宝宝自然醒后再喂奶，夜间基本上4~5小时喂一次；2.增加白天的腹部按摩，每次喂奶前按摩 5 分钟，消化的改善，喂奶间隔的拉长，宝宝每次的奶量也会相应增长；3. 如果睡前哭闹需要奶睡，可使用安抚奶嘴。

结果：经过 3 天的调理，妈妈反馈宝宝有了明显变化。1. 宝宝白天喂奶间隔 2.5~3 小时一次，不再 1 小时吃一次了；2. 奶量也明显提高；3. 晚上的睡眠也回归正常了。

后面这位妈妈又主动联系了我们，并表达了谢意。经过我们的建议和指导，给宝宝用安抚奶嘴后，哄睡的问题很快解决了，并且安抚奶嘴只用了 2~3 天，宝宝就可以自己在小床上玩会儿就睡觉，再给他安抚奶嘴也不要了。妈妈说，之前对使用安抚奶嘴的种种担忧确实是多余的。

妈妈们，你们还会担心安抚奶嘴会对宝宝造成伤害吗？这里想对反对安抚奶嘴的妈妈们说，如果要接受一个新思想和新事物，请先放下偏见，用积极的态度才能做出客观的判断。安抚奶嘴并不可怕，使用得当完全是一个非常好的安抚"工具"，不会成为安抚"道具"。

第二节　宝宝 4S 睡前准备程序

很多有关宝宝睡眠的书籍中都有 4S 睡前准备程序（以下简称 4S 程序）的解读，在 4S 程序操作的细节上也各不相同，这体现出每位作者实战经验的水平。简单地说，4S 程序就是给宝宝在睡前做的一套固定流程或睡前仪式，共有 4 个步骤，

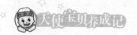

4S 就是用四个步骤英文第一个开头字母 S 来命名的。4S 程序可以帮助我们培养宝宝良好的睡眠习惯。4S 分别是：环境准备（Setting the stage）；裹褟褛（Swaddling）；安静坐着（Sitting）；"嘘拍法"（Shush-pat method）（3 个月内）或抱起放下法（4 个月以上）。

1. 环境准备（Setting the stage）

不管是白天小睡还是晚上就寝时间，我们都要提前布置好宝宝睡觉的环境，布置好小床，把宝宝从一个刺激的地方转移到安静的地方。然后，走进房间，拉上窗帘，还可以放些轻音乐。并且确保每次的步骤都是一样的，久而久之宝宝会形成一种条件反射，当我们带宝宝进入房间，拉上窗帘的时候，宝宝就知道到睡觉的时间了。

我们需要备有一个温湿度计，看看宝宝睡觉房间的最佳的温度 24℃（冬）~26℃（夏），湿度 50%~60%，有没有达到。该开空调的时候还是得开空调，因为在哄睡宝宝的过程中，即使只是短暂哭闹，也会引起宝宝体温的迅速升高，如果室内温度过高，更加容易引起人的不适和烦躁。

在宝宝浅睡眠的时间段，要尽量避免比较大的环境噪声。在此强调的是，对于特别敏感的宝宝，在浅睡眠阶段尽量不要有任何声音和光线的干扰。

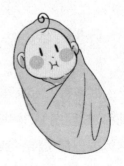

2. 裹褟褛（Swaddling）

3 个月内的宝宝，因大脑神经发育

的不完善，无法控制自己的四肢，更意识不到手脚是他自己身体的一部分，当他们累的时候，很容易因为手臂乱动，吓到他们自己，从而越来越闹。裹襁褓是帮助宝宝消除这种刺激比较好的方法，所以我们建议小月龄宝宝从小开始裹襁褓至 3 个月。有些敏感型宝宝 3 个月后还有包裹的必要，这时可以先把宝宝的一条手臂放外面，再慢慢地把两条手臂放外面。（对部分睡眠不好的宝宝可以裹到 7 个月。）

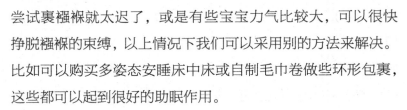

也有些活跃型或是急躁型宝宝是讨厌被束缚的，最好能一出生就包裹，这样能让宝宝更好地适应这种方法。对于一个从没有习惯包裹的活跃型、急躁型宝宝，等 2 个月才尝试裹襁褓就太迟了，或是有些宝宝力气比较大，可以很快挣脱襁褓的束缚，以上情况下我们可以采用别的方法来解决。比如可以购买多姿态安睡床中床或自制毛巾卷做些环形包裹，这些都可以起到很好的助眠作用。

对于裹襁褓的好处和争议，第一章第二节有详细叙述，要注意，我们用不用裹襁褓是以宝宝的性格和需求为依据，而不是以成人的喜好为依据。

3. 安静坐着（Sitting）

我们知道宝宝如果玩得兴奋，快到睡觉时间也是很难马上入睡的，我们应在睡前 10~15 分钟就开始做准备，把宝宝带到一个安静的环境，裹好襁褓，给时间让宝宝平静下来。在这个过程中，不要说话，也不要有眼神交流，宝宝视线范

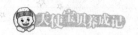

围内不要有任何鲜艳色彩的东西，最好是白墙。这里推荐妈妈们一种非常有效的方法，竖着抱宝宝，并把宝宝的头埋到我们的脖颈处，这样安静地坐5~10分钟，不要走动，不要摇晃。当感觉宝宝开始犯困，我们每次都要说："宝宝，我们到要睡觉的时间了哦，你醒来的时候我会过来看你的。"在宝宝困意十足，眯上小眼睛的时候轻轻地把他放到小床上就可以了。当然很多宝宝此时还无法自己入睡，需要我们更多的帮助，可以再用第4步操作。

4."嘘拍法"（Shush-pat method）或抱起放下法

在开始给宝宝做4S睡前程序的时候，很多宝宝不熟悉会开始哭闹，其实这个时候宝宝已经做好睡觉的准备了，需要父母来帮助他平静下来，此时用"嘘拍法"就是最合适的。我们可以把宝宝放床上嘘拍或是抱起来趴肩膀上嘘拍抑或是横抱着嘘拍。妈妈用怎样的姿势顺手，宝宝对怎样的抱姿更接受，因人而异没有硬性要求。但是有一个原则，如果能在床上安抚成功就不要抱起来安抚。如果是4个月以上的宝宝就要改用本章第四节讲述的抱起放下法来帮助宝宝入睡。

以上4S程序法最终目的是让宝宝在床上自主入睡，但是很多人在做4S程序的时候没有效果，宝宝不配合很难安抚入睡，这不是宝宝的错，也不是程序的错，找找外在原因吧。下面概括可能导致程序无效的原因。

（1）掌握时机：很多妈妈容易犯的错就是没有给宝宝建立常规的EASY睡眠程序时间表，完全不知道宝宝什么时候该睡，也不细心观察宝宝的睡眠信号，在宝宝打第一个哈欠的时候无动于衷。有经验的妈妈都知道，宝宝开始犯困就要准备哄睡了，如果因为手头的事错过了入睡的最佳时间，宝宝是非常难哄睡的，也有可能根本就不睡了。

（2）准备工作：环境、温度、湿度、裹襁褓、换尿不湿等都需要提前做好准备。这些都比较好理解，就不再多复述了。

（3）帮助入睡：4S 程序 4 个步骤的难点就在于具体用什么样的方法帮助宝宝入睡，本章第三节（"嘘拍法"）和第四节（抱起放下法）有详细讲解，这里我们提醒大家不要使用错误的哄睡"道具"。

（4）前后一致：无论是白天的小睡，还是晚上的睡觉，我们都要遵循这套固定的睡前仪式，并且使用的语言要保持一致，哄睡工具保持一致，昨天和今天保持一致，切不可今天用一种方法，明天又学到一个也要试一试，结果导致宝宝也很混乱，根本不知道我们下一次要对他做什么。只有前后保持一致性，才能触发宝宝的条件反射。

国内外有些人把 4S 程序升级为 5S 程序，这里增加的 1 个 "S" 是指遇见特别难哄的宝宝时，用快速抖动宝宝整个身子包括头部的方法来让宝宝迅速安静下来，很多妈妈们可能在网上也看到过类似的教学视频，这种方法确实能让哭闹的宝宝迅速安静下来，可是也存在很多风险和争议，一旦操作不当，对宝宝大脑的伤害是不可逆的，并且这种方法国内大部分家庭是难以接受的。在此我们也不提倡用这种弊大于利的 5S 程序。

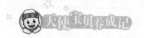

第三节　0~3 个月宝宝哄睡工具

0~3 个月宝宝闹觉的时候我们一般是用什么方法安抚的呢？白噪音、萝卜蹲、摇晃、抖动、开车兜风、放音乐、给宝宝唱歌跳舞等，只要能把宝宝安抚下来，妈妈们绞尽脑汁想出了各种方法。在宝宝哭闹的时候，根本不会先考虑对错，也很少有人指明对错。哪怕很多专业的书籍，大部分也都是只告诉我们各种方法的利弊，没有人会很明确地告诉我们就用某种方法。基于从事母婴行业赋予我们的神圣使命，我们有责任和义务教大家这么做。

"嘘拍法"是 3 个月以下宝宝唯一可靠的哄睡工具，这个结论来自第 4 代宝宝睡眠管理的领军人物，美国的霍格女士关于 5000 多个宝宝的实战数据，也经过国内众多该方法的践行者 10 多年来的实践验证。这些人里有自己带娃的妈妈，有专业的母婴护理师，也有调整宝宝睡眠的咨询师。

为什么有些妈妈说"嘘拍法"对他们宝宝没有任何效果呢？现在网络流传的各种嘘拍方法也是看得人眼花缭乱，无一例外，只教大家"嘘拍法"的具体操作步骤，手把手地教了，妈妈们也依葫芦画瓢地照着做了，可是为什么就失败了呢？大家回想本书的前言，笔者曾告诫过各位，如果你使用的"嘘拍法"不成功，很大可能是因为第一至第五章的铺垫知识没有掌握好，没有先与宝宝建立情感、建立信任，没有排除饥饿、环境与身体的因素，也没有前面

4S 睡前仪式的准备，所以"嘘拍法"很难次次见效。

一、用"嘘拍法"不成功的主要原因

（1）直接学习第六章想速成的妈妈（解决方法：请回到第一至第五章从头开始学习）。

（2）"嘘拍法"绝大多数情况下只适用于 3 个月内的宝宝，如果你家宝宝已经 5 个月了，就可能会越用越烦躁。

（3）没有做 4S 程序，直接用"嘘拍法"想安抚宝宝入睡。（解决方法：对于满月后的宝宝不那么好用了，不要偷懒，回到开始的地方，重新出发。）

（4）具体操作的细节不正确，也是会影响效果的。请反复观看我们的实操教学视频。

（5）没有坚持，有些宝宝第一次用"嘘拍法"需要 15~20 分钟才能成功，妈妈们千万不要中途放弃，要相信自己，我们离成功可能就差 3 分钟。

二、"嘘拍法"操作规范

其实在生活中有很多土方法来哄睡宝宝，其中一个和"嘘拍法"类似，也是抱着宝宝走动，同时嘴巴发出"哦，哦，哦"的声音来安抚宝宝，也有些妈妈们会给宝宝哼儿歌。这些方法也是有效果的，原理都是通过声音来转移宝宝哭的注意力，先让宝宝安静下来，才有可能进入睡眠模式。

现在给大家统一下标准，教大家的这个"嘘拍法"适合所有类型的宝宝和家庭，易学易用。"嘘拍法"的原理是：

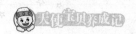

3 个月内的宝宝，大脑无法同时接收 3 个信号，我们的嘘声加上拍背的动作是 2 个信号，宝宝就无法再把注意力集中在哭上面了，此时宝宝会把注意力放在嘘拍上，最终平静下来，进入睡眠状态。

三、"嘘拍法"操作注意事项

（1）我们可以在完成 4S 程序前 3 个步骤后把宝宝先侧放在床上，原则上先让宝宝自主入睡，如果不行，放床上用"嘘拍法"来帮助宝宝入睡，有些宝宝对这种方法是非常受用的。如果这样做不能让宝宝安静，就抱起他，把他的头放在我们的肩膀上，用稳定、有节奏的动作拍宝宝的后背中间部分，就像闹钟"滴答滴答"的声音。注意，拍的位置不要太下，力度不要太重，以免拍伤宝宝的肾脏。

（2）嘘拍的声音要盖过宝宝的哭声，才会奏效（但不是尖锐的哨声）否则宝宝的注意力还是在自己的哭声上面。所以有些宝宝特别难安抚，哭得撕心裂肺的时候，可以抱到厨房把抽油烟机开到最大挡，它发出的声音能很快安抚好哭闹的宝宝。

（3）嘘声是缓慢的、清晰的、有节奏的、悠长的声音。大概的节奏可以是这样的，一声长"嘘"（连续 3 秒钟）停顿换气（1 秒），然后再一声长"嘘"（连续 3 秒钟）再停顿换气（1 秒），如此循序下去，节奏保持不变。

（4）"嘘"声要给宝宝一种坚定的感觉，好像在告诉宝宝，"放心宝宝，妈妈在帮助你，你可以安心入睡"。当宝宝的哭声变弱，我们的嘘声也随着降低，其间宝宝可能会再次提高哭的声音，我们的嘘声也随着提高，就这样保持一种相互博弈的状态。当感觉宝宝呼吸平稳，身体开始放松，身子越来越沉的时候，及时将他放到小床上。

（5）将宝宝轻放到床上后，嘘和拍不要停下，特别是刚开始用这种方法帮助宝宝入睡的时候。要注意观察宝宝在床上的情况，等宝宝平静下来后，嘘拍的声音和力度也做相应的调整，嘘的声音逐步降低，拍的力度逐步放缓，最后停止嘘声，但是我们的手还是压在宝宝的小手或身上，给宝宝安全感，感到宝宝已经完全放松进入睡眠的时候，我们手压的力度也慢慢消失，这时候就可以把手从宝宝身上挪开了，暂停帮助。但是前 15~20 分钟是浅睡眠阶段，宝宝很可能会多次醒过来，我们还是应立刻把手压在宝宝的小手或身上，不要说话。如果宝宝的动静变大，发出哭闹的声音，我们马上加嘘声来盖住宝宝的声音，持续一会儿，直到宝宝再次平静。然后再遵循上面的操作步骤，重复做一遍，停止嘘，停止拍，轻压身子，停止帮助。

（6）一起俯身。如果宝宝一放床上就马上惊醒，或是还没有靠近床就睁开眼睛，请想想这个过程你是不是没有和宝宝的身子一起俯身下去呢？这个时候宝宝仍处于浅睡眠阶段，如果我们把宝宝腾空放下，就像我们成人身体突然向后倒会产生下坠感一样，宝宝非常容易受惊吓醒过来。正确的放下姿势应该是我们的身体贴紧宝宝的身体，俯身一起靠近床沿，再轻轻把宝宝放到小床上，此时我们的身体还不能马上撤离。

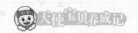

（7）侧放侧睡。也有些妈妈们说我就是完全按上面的方法做的，可为什么宝宝还是一会儿就醒过来了。我们一般建议睡眠不好的宝宝，可以采取侧放侧睡的姿势。很多人对此持反对意见，想让宝宝"睡平头"，已经有太多的科学论据来驳斥这种观点的荒谬，在此不再赘述。还有一种是担心宝宝头会睡偏，因此我们需要让宝宝左侧睡和右侧睡交替改换，并且在侧睡 15~20 分钟，宝宝进入深睡眠后，再改为平躺的睡姿。经过大量实践表明，侧放侧睡对于睡眠有问题的宝宝，能大大延长其小睡时间，并有助于降低惊跳反射、神经发育不完善手脚乱动对宝宝睡眠的影响。

因为宝宝换了全新的入睡方式，有很多不习惯的地方，这需要一个适应的过程。妈妈们要坚持，要有耐心，更要对调整好宝宝的入睡习惯有信心。

有时候妈妈把宝宝一放到床上，就离开房间，去忙别的了，结果前脚刚出门，后脚宝宝就哭了，这是新手妈妈最容易犯的错误。因为此时宝宝还没有进入深睡眠，随时会醒过来确认自己在哪里，是否安全，也会因为神经发育的不完善导致睡梦中四肢乱动，很容易把自己给惊醒。我们开始培养宝宝睡眠规律的时候，可以细心观察下，宝宝在浅睡眠阶段，眼珠仍在快速转动，所以浅睡眠又叫快速眼动睡眠，只有等宝宝眼珠停止转动，呼吸变得深沉而缓慢，才表明宝宝已经进入了深睡眠。这时候妈妈们就可以暂时离开做自己喜欢的事情了，只需要等待下一个睡眠周期宝宝醒来之前守候在身边，用类似的方法帮助宝宝接觉。

注意：国内外有些短视频教的"嘘拍法"特别的夸张，妈妈的嘴巴直接对着宝宝的耳朵发出很大的嘘声，这样大的声音对宝宝的耳膜是一种伤害。试想一下，如果有人对着我们的耳朵长时间地发出噪音，我们会不会耳鸣呢？正确的做法应该是让嘘声飘过宝宝的耳边。

温馨提示：任何时候当宝宝哭着醒来，妈妈们千万不要对宝宝说："可怜的宝宝，哭得这么伤心。"因为正是这种不经意的语言，强化了宝宝不好的感受，说多了，宝宝真的就觉得醒来看不到妈妈是很可怜的一件事。如果妈妈习惯在生活中消极地表达，对宝宝的成长是不利的。很多孩子因此有严重的分离焦虑，甚至宝宝3岁、5岁都要时刻黏着妈妈。我们要做的是从小让宝宝独立、自信、有安全感。请注意自己的语气吧，不要再犯类似的错误，当宝宝醒过来应该说鼓励的话："宝宝你做得真棒，是不是睡得很舒服？"

第四节　4个月以上宝宝哄睡工具

4个月是宝宝发育过程中非常重要的分水岭，本章节的哄睡工具也是基于宝宝4个月后做出的改变。对应上一节的"嘘拍法"，本节的"抱起放下法"是4个月以上宝宝唯一可靠的哄睡工具，也是帮助宝宝学会自主入睡的最好方法。因为绝大多数4个月以上宝宝对声音愈发敏感，我们的嘘声在这个时候很容易形成反作用，反而会造成干扰，此时的嘘声会

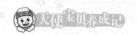

让绝大多数想入睡的宝宝更加烦躁。当然也有特例，极少数的宝宝 6 个月了对"嘘拍法"还很受用，这个就需要读者在实践中细心观察，认真甄别。

如果你家宝宝已经 4 个多月了，因为体重的增加，爸爸妈妈发现越来越抱不动了，急需要改变抱睡、奶睡的困境，那么用"抱起放下法"就对了。

和"嘘拍法"一样，很多妈妈反馈"抱起放下法"对他们宝宝无任何效果。所以我们还是先分析他们失败的原因。

一、用"抱起放下法"不成功的主要原因

（1）没有认真学习第一至第五章的内容，只想学速成法的妈妈们，请从头开始学习，提醒下，没有建立与宝宝之间的情感和信任，任何好的哄睡方法都不那么好用。

（2）"抱起放下法"只适用于 4 个月以上的宝宝，如果你家宝宝只有 2 个月，频繁地抱起放下，对宝宝而言是一种刺激，换句话说：用得太早了，你家宝宝得用"嘘拍法"。

（3）没有做 4S 睡前仪式，直接用"抱起放下法"安抚宝宝入睡，也是比较困难的。但是要注意的是：4S 程序里面的裹襁褓对于很多 4 个月的宝宝来说是不必要了，但是个别睡眠不好的可以裹到 7 个多月。

（4）具体操作的细节不正确，也会大大影响效果。注意：在什么情况要放下，什么时候该抱起来，请反复观看我们的实操教学视频。

（5）没有坚持，有些宝宝第一次用这个方法哄睡的时候，

需要抱起放下几十次甚至上百次才能成功，很多妈妈中途就放弃了。过一段时间再想用回这个方法，花费的时间就更长了，所以各位，如果你没有必胜的信念，就不要轻易尝试新的哄睡方法。

二、操作步骤

（1）宝宝哭的时候马上抱起来安抚，宝宝停止哭后，马上放下，同时用温柔的语气对宝宝说："宝宝该睡觉了哦！"如果放下还哭，则继续抱起安抚，不哭后马上放下，不要有任何迟疑。这个抱起放下的过程可能会经历 10 分钟甚至 30 分钟，不过没有关系，只要我们坚持这个方法，很快就能看到奇迹。

（2）如果在放下的过程中，没有碰到床宝宝就哭了，要继续放到床上，要让宝宝知道，睡觉应该在床上，并说："宝宝该睡觉了哦！"整个过程完成后，再抱起宝宝安抚。

（3）对于已经会自己站起来的大宝宝，我们就不用抱起来了，需要做的就是从后背直接把宝宝放倒，不要让宝宝看到我们的表情，也不需要交流，只要温柔地和宝宝强调，到了该睡觉的时间了。

经过几天的坚持和练习，宝宝很快就能适应这种全新的哄睡方法，从第一天的多次甚至几十次的抱起放下，到后面一放下就可以自主入睡，这是最能让父母感到欣欣鼓舞的进步。我们要对宝宝有足够的信心，要相信宝宝一定可以，要给宝宝足够的时间来练习如何入睡。

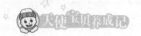

　　2004 年，美国国家睡眠基金会做了一个"美国人的睡眠"的调查，调查表明：一个人睡可以有更好的睡眠，醒着被放到床上的婴幼儿比起睡着后再被放到床上的婴幼儿来说，睡眠时间更长，而晚上醒过来两三次的可能性要小 3 倍。所以让宝宝睡前就在床上才是最正确的做法。

　　我们学习正确哄睡工具的最终目的就是让宝宝掌握自主入睡的技能，只要我们坚持 5~10 天，每次用相同的哄睡方法，每天用相同的睡前仪式，我们就能看到宝宝的进步，睡渣宝宝也一定可以调整为天使宝宝。

　　到此为止本书有关解密宝宝睡眠的基础理论、解题思路、哄睡方法、睡眠程序就都传授给大家了，相信通过前面章节的学习，妈妈们收获良多，应该不用变身女超人就能面对养育宝宝的困境。最后一章将把宝宝最常见的几种吃、玩、睡问题给大家做一个归纳总结，用上面学到的知识实战检验下学习成果。

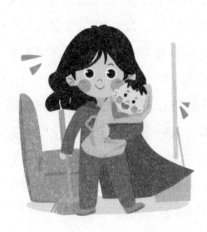

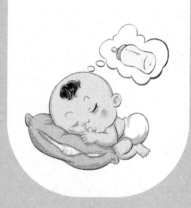

天使宝贝养成记

第七章

常见的喝奶、运
动、睡眠问题

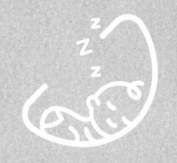

第一节　如何解决"黑白颠倒"

"黑白颠倒"字面意思就很好理解，白天和黑夜的作息颠倒了。"黑白颠倒"一般出现在 1~3 个月宝宝身上，而很少会出现在 3 个月以上的宝宝身上，原因在于 3~4 个月后宝宝的大脑松果体在夜晚就开始分泌褪黑素了。褪黑素是控制昼夜节律的一种化学物质，能够帮助宝宝开始区分白天和黑夜。

宝宝"黑白颠倒"会造成：白天睡觉，晚上活动，对于父母来说是比较辛苦的，毕竟白天大人不仅要照看宝宝，还有很多事情需要打理，晚上休息的时间，宝宝开始哭闹或是玩耍，长此以往，容易让家人崩溃。更重要的是，"黑白颠倒"相当于人长期熬夜加夜班，生活作息的反常，对宝宝身体发育也极为不利，应及时纠正。有些妈妈心里也明白，如果让宝宝白天小睡时间过长过多了，晚上可能就要起来闹腾了。但经历了一夜未眠，白天妈妈没有精力去想办法解决这个矛盾，更不忍心叫醒熟睡的宝宝。

如果你家宝宝已经出现"黑白颠倒"的问题，可以按下面方法去纠正。

（1）头 3 天白天小睡时间每次不超过 1 小时，到了时间必须要叫醒。

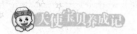

（2）后3天发现情况有所好转后，白天每次小睡可延长15分钟，但是每次小睡仍然不超过2小时。

（3）待情况有所好转，白天严格执行EASY睡眠程序。

（4）满月后的宝宝夜里的睡眠还是遵循自然醒的原则，不用刻意叫醒喂夜奶。

只需经过几天的调整，宝宝"黑白颠倒"的问题就会纠正过来。第一章第五节"宝宝的昼夜节律及变化"也有相关内容，可以综合起来学习。

第二节　频繁喂奶频繁夜醒

不管是小月龄宝宝还是大月龄宝宝，频繁地哭闹、喂奶、夜醒都会让一个精力充沛的妈妈很快崩溃。如果宝宝长期维持这种状态，即使有6个大人的家庭也无法应付一个宝宝。妈妈无疑又是6个大人中最最辛苦的那个。宝宝的嘴巴似乎一直挂在乳房上，乳头也很容易出现皲裂，从疼痛体验来说，很多妈妈觉得乳头皲裂的疼痛比生宝宝更疼。这种情况下妈妈根本无法好好休息，身体长期处于一种透支的状态。

一、频繁喂养的形成原因

频繁喂养又称为"零食嘴"，差不多1个多小时哭一次喝一次奶，睡前哭、醒来哭。我们想象下，如果成人1个多小时吃一次零食，几天下来肠胃会不会不适？只要宝宝一哭，加上刚才只喂宝宝正常奶量的一半或更少，妈妈就会觉得宝宝又饿了。奶量少，确实也容易饿，但此时身体不适的原因更多些。从开始轻微的消化不良，到严重胀气，直至肠绞痛，这种不良后果是可以预见的。

如果能明确宝宝此时的哭闹，是频繁喂养导致的身体不适，那么，妈妈就不该再用喂奶的方式来安抚，否则会形成恶性循环，我们应该使用以下方案解决。

二、解决方案

宝宝出现"零食嘴"问题，不要先想着如何让宝宝扛过2小时或3小时再喂，如果硬扛，大多数宝宝是会哭闹的。应先把消化和胀气问题处理好，然后解决吃奶量少的问题，最后再建立3小时的 EASY 睡眠程序。我们建议：无论宝宝有没有出现胀气，都必须坚持每次喂奶前揉腹3~5分钟，促进肠蠕动，排空胃部空气；有大人看护的情况下，让宝宝多趴多爬。

尽快建立符合宝宝这个月龄段应该有的喂养规律，例如刚满月宝宝的参考奶量是90~120ml之间，白天每隔2.5~3小时喂养一次。在实际育儿的过程中，宝宝如果没到喂奶时间又饿了，可以用转移视线或是使用安抚奶嘴稍微再延长10~15分钟后再喂。如果哭闹比较厉害，可以用安抚奶嘴安抚，结合上一次的喂奶量和宝宝的活动量，再考虑是否提前给奶。

频繁喂奶会引起胃肠道不适，胃排空延迟，肠道消化负担过重，动力不足，这时需要额外的干预，可以给宝宝吃些

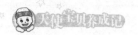

益生菌（菌种可选择 Bb-12 或 LGG 的）帮助改善肠道菌群。

"零食嘴"不会使宝宝的胃撑大，反而会使宝宝胃容量缩小，
因为宝宝每次喝奶的量只有正常的一半甚至更少。

案例：

一个苏州妈妈求助，她家宝宝 35 天了，白天频繁吃奶，而且吃奶哭，睡前哭，睡醒哭，每次需要用奶睡加抱睡的方法才能哄入睡，并且白天的小睡时间很短，最多只能睡四五十分钟，晚上又频繁夜醒吃奶。对于新手妈妈来说这样一个月折腾下来，真的非常辛苦，对宝宝而言也是一团糟。

睡眠咨询师上门观察后，马上确定是大人喂养不当造成的。大人总以为小宝宝 35 天了还是要像刚出生时医生、护士嘱咐的那样，2 小时喂养一次，完全没有考虑宝宝现在已经大了，白天的喂养规律应该达到 3 小时一次。虽然 1~2 小时就喂一次奶，但每次吃的奶量都不多，导致每次都没吃饱，严重影响宝宝的睡眠质量。睡半小时就饿醒，恶性循环下去，还会影响宝宝的胃肠道消化功能。

咨询师当场给出的解决方案是，把喂奶时间拉长到间隔 3 小时，一次喂饱；增加揉腹次数，帮助消除不规律喂养可能造成的肠道不适。宝宝醒后 1.5 小时该小睡了，我们就提前 15 分钟准备睡前仪式，用睡眠 4S 程序以及"嘘拍法"哄睡宝宝。通过这些调整，当天宝宝的第一次哄睡就非常顺利，

用"嘘拍法"10分钟左右宝宝很快入睡并被放到小床上，前面20分钟我们守在旁边，浅睡眠期间宝宝有些动静，但是我们只给予一些轻微的安抚又很快入睡，并且后面30~40分钟的接觉异常顺利，宝宝自己就接觉成功。这个案例告诉我们，2个月以内有睡眠问题的宝宝，只要方法得当，调整所花费的时间不会很长。

三、频繁夜醒形成的原因

引起频繁夜醒的因素有多个，需要我们细心排除，找到真正原因，对症解决。

（1）前面讲的"黑白颠倒"和频繁喂养都会诱发频繁夜醒，所以按上面的方法，先解决好"黑白颠倒"和"零食嘴"问题，晚上的问题就会明显改善。

（2）宝宝既没有"黑白颠倒"，白天的喂养规律也挺好的，夜醒突然变频繁了，而且无法安抚，需要喂奶后宝宝才肯继续睡觉。这个情况，很可能是猛涨期或是白天的奶量没有达到宝宝一天生长发育所需要的，需要增加白天的喂奶总量。通常的做法：把夜里多喂的奶量除以白天的喂养次数，就得到白天每餐需要增加的奶量。夜晚的问题，我们一定要放到白天来解决。

（3）对于月龄稍微大点的宝宝，白天的刺激尽量少点，特别是不要给宝宝看手机和电视。很多大人忍不住看电视或是用手机追剧时，宝宝会在一边偷偷地看，这些不经意带给宝宝的刺激，都是影响宝宝频繁起夜哭闹的因素。

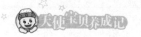
（4）宝宝夜晚每次醒来的时候，要把灯光刺激、声音刺激尽可能地降到最低，避免摇晃，没有大便可以不用换尿不湿，不要和宝宝有语言上的交流，连眼神的交流都尽量避免，如果家人们会在睡前或是夜间逗宝宝玩耍，应该要制止。如果你一时兴起，在夜间逗宝宝，那么明天宝宝会准时把你叫醒的。

第三节　短睡和落地醒问题

短睡和落地醒就像一对孪生兄弟一样同时存在着，也时常对我们育儿造成困扰，此书分析过的诸多内容好像都和它们有千丝万缕的联系。比如安全感、频繁喂养、环境干扰、身体因素、哄睡道具等等。

如果你家宝宝也出现了这些问题，那么请认真学习本节内容，你会从中找到解决问题的答案。

1. 没有安全感

这个比较好理解，就是宝宝在一个没有安全感的环境，或在没有安全感的带养人手里抱着，都是无法安心入睡的，缺乏安全感是造成宝宝短睡比较常见的原因之一，这点很重要却容易被我们忽视。关于安全感大家可以重点再看看第二章的内容，尤其是第三节"建立信任与安全感"中教的方法。

2. 没有吃饱

短睡通常伴随着频繁喂养，即吃的次数挺多，可就是每次都没有吃饱，导致容易饿醒。这时，应该先根据宝宝的月龄和体重估算出宝宝一天的正常奶量以及每餐的奶量，以此数据为参考依据来喂养。如果没有达到奶量，就要增加活动量，按 EASY 喂养时间表执行。

3. 环境干扰

第四章第一节的内容如果你学习完仍不以为然，没有引起足够的重视，那么，就会很遗憾。因为往往最麻烦的难题，是用最简单的方法解决好的。

4. 身体因素

如果你家宝宝短睡还伴随着频繁吃奶，那么请按本章第二节内容先处理好频繁喂养问题。

5. 哄睡道具

如果你还在依赖哄睡道具帮助宝宝入睡，接下来宝宝每次浅睡眠醒来都会要求你再做一遍，再来一遍。你的宝贵时间都浪费在不停地哄睡上，宝宝的睡眠时间都浪费在被你哄睡上了。建议：避免短睡、碎觉，拒绝"道具"，只用"工具"（"嘘拍法"）。

6. 睡眠联想

第一章第四节详细描述了如何破除睡眠联想的话题，在此不再复述。

解决以上 6 点就可以完全避免宝宝短睡和落地醒了吗？不是的，因为如果你放宝宝的姿势不对，还没有放到床上宝宝就会被惊醒；如果你没有给敏感型宝宝裹襁褓，还没离开就又要抱起；如果你不采用侧放侧睡的姿势，离开一会儿还得回来。

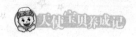

看来学完全书还得要学会融会贯通，

这样，才能真正解决宝宝睡眠的难题。

注意：有些满月后的宝宝，白天的吃奶情况也很好，没有任何身体不适，环境因素干扰也排除了，夜间睡眠也很好，就是白天的小睡时间很短、总时长很短，宝宝躺在床上玩耍，精力旺盛，也不哭也不闹。我们综合判断此类宝宝白天的睡眠需求就是很少，妈妈们不必为此焦虑。

第四节　乳头混淆不喝奶瓶

乳头混淆分以下情形。

1. 只吸妈妈乳房不喝奶瓶

这个情况常见于大宝宝，因为宝宝吸妈妈乳房的体验感比吸没有温度的奶瓶好多了，即使奶瓶里面装的是用吸奶器挤出来的母乳，宝宝也不愿意喝。

我们建议：（1）在宝宝出生，妈妈乳汁顺畅后，每天至少一次用奶瓶喂养宝宝，这种喂养习惯的养成，会使宝宝将来不再排斥奶瓶。（2）检查奶瓶的奶嘴，是否有大颗粒的奶粉堵塞，导致流速变慢，宝宝无法顺畅喝上奶也会拒绝奶瓶。（3）换大号的奶嘴，这是妈妈们比较容易忽略的，如果发现宝宝喝奶效率变低，原来 20 分钟就能把奶喝完，最近 30~40 分钟才喝完，还有抗拒的表现，这时就要考虑奶嘴大小是不是已经不适合宝宝了，流速太慢，宝宝是没有耐心等待的。另外，要注意换奶嘴大小不是非得按月龄大小来更换的。

2. 只喝奶瓶不吸妈妈乳房

这种情况常见于小月龄的宝宝，宝宝出生后在医院头几天，妈妈乳汁分泌不足，我们通常会加奶粉给宝宝吃，加奶粉这件事本身是没有任何错的，因为宝宝在出生的前几天需要多吃多排，把体内的胆红素通过粪便排出体外，有利于降黄疸。但是我们在每次瓶喂之前，一定要让宝宝先吸吮妈妈的乳房，时间在每边 5 分钟左右，然后再瓶喂奶粉。后期妈妈乳汁分泌顺畅，奶水充足时，就会很自然地过渡到全母乳喂养，就不可能出现只喝奶瓶不吃妈妈乳房的问题了！

3. 不会吃母乳或奶瓶

这里说的"不会吃"与"不喝"完全是两个概念，前者是宝宝没有掌握吃母乳或是奶瓶的技巧，后者是会喝但是不愿意喝。不要奇怪，很多宝宝第一次是不知道如何正确衔接母乳的，妈妈需要耐心地教会宝宝含住大部分的乳晕，否则姿势错误会造成妈妈乳头皲裂。更多的宝宝是不会吸奶瓶。那为什么会吸母乳，却不会吸奶瓶呢？原来这两种吸奶方式在细节上有很大不同。吸母乳的时候，宝宝的舌头会包裹住乳头，然后挤压乳晕，刺激喷乳反射，所以在亲喂的时候能看到宝宝的舌头。吸奶

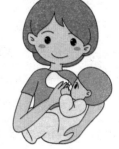

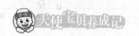

瓶的时候，是靠咬肌的运动真空吸奶，舌头是缩进去的。乳头混淆就是指这两种吸奶方式，宝宝不会自由切换。如果长期只用一种喂养方式，确实比较容易出现乳头混淆的情况。

如果在亲喂宝宝的时候感到乳头很疼，或是看到宝宝不是在吸奶瓶而是在咬奶嘴，不会吃奶瓶或是不会吃乳房，都可以通过揉腮压舌训练，帮助宝宝重新学会吸奶。（揉腮压舌训练具体的操作步骤方法请看公众号里面的教学视频。）

第五节　突然出现睡眠倒退

为什么月子里面有些宝宝能睡 2~3 小时，满月后反而不可以了呢？为什么从第 4 个月开始，原本不喝夜奶的宝宝，突然频繁起夜了？这些是不是所谓的睡眠倒退？所有的睡眠倒退都是由外在因素催生而成的，下面我们一一分析解答。

1. 为什么月子里面有些宝宝能睡 2~3 小时，满月后反而不可以了呢？

答：月子里的宝宝绝大多数都有一个特点，就是吃了睡，睡了吃，相对来说还是比较好带的。快出月子的时候，宝宝的神经发育完善，视力增强，对外界的好奇心等也变得旺盛，宝宝白天的小睡变得越来越少，如果不及时调整就会影响到晚上的睡眠。（白天过于疲劳）

这种类型的睡眠倒退是正常的，符合宝宝生长发育的特点，我们不必过于焦虑，只需坚持白天培养宝宝吃—玩—睡的规律，白天的每次小睡 1~1.5 小时即可。如果是满月宝宝，白天一次小睡 2~3 小时，反而会引起黑白颠倒问题。

2. 为什么从第 4 个月开始，原本不喝夜奶的宝宝，突然频繁起夜了？

答：从 3~4 个月开始，宝宝白天的吃—玩—睡 3 小时循环，要慢慢过渡到 4 小时循环。这里增加的 1 小时，可在玩和睡的时间上做相应增加，白天的每次小睡仍然是 1~1.5 小时，白天 4 小时 EASY 睡眠程序做规律后，宝宝晚上的睡眠又将会回到正轨。

反之，当宝宝 4 个月后仍没有做好 4 小时程序过渡，就会出现所谓的睡眠倒退了——夜里频繁起夜。原因在于宝宝的胃肠道系统需要慢慢适应更长时间的喂养间隔，向成人的一日三餐，夜晚不进食过渡；喂奶间隔时间拉长后，一次的吃奶量会相应提高，也增加了胃容量，保证更长时间的能量存储需求。

白天的刺激过大，也会导致宝宝后半夜容易被噩梦惊醒。这常见于月龄稍微大点的宝宝。我们要做的是把白天的户外活动时间安排在上午，不要带宝宝到太过嘈杂的环境中。

第六节　习惯性夜醒与饿醒

妈妈们该如何分辨宝宝是习惯性夜醒还是饿醒的呢？这两种情形我们需要采取的措施是完全不同的。

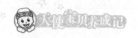

一、习惯性夜醒

如果宝宝每次夜醒的时间基本上固定，前后相差不多，并且每次醒来给宝宝喝奶，喝的量都不是很多，只吃一点点，我们就可以判断这种情况属于习惯性夜醒。宝宝夜里再次醒过来的时候，我们就不用担心宝宝饿着了，也不需要喂奶，采取继续哄睡的方法就可以。具体的哄睡方法还是要遵循宝宝的月龄，3个月内用"嘘拍法"，4个月以上用"抱起放下法"。

下面再教大家一个"提前唤醒去睡法"，它可以解决习惯性夜醒的问题。我们在宝宝夜里会固定醒来的时间点往前面推30~40分钟，轻轻地叫醒宝宝，但不是完全醒的状态，可以轻轻推他，揉他的肚子，或是给他安抚奶嘴。这样做的目的是让宝宝重新调整深浅睡眠的周期，打破原有的睡眠生物钟，人为干预跳过习惯性醒来的时间点。连续这样做3个晚上，就会起到很好的效果。

二、饿醒

如果宝宝每次夜醒的时间差别较大，并且每次醒来喝奶量比较多，我们就可以判断这种情况属于饿醒的。我们就需要在第二天的白天做出改变，增加白天每次的奶量，把头一天夜里吃的奶量平均分到第二天白天每次奶量，而不能第二天、第三天仍然等着宝宝夜里饿醒再喂奶。我们在白天把总奶量增加上以后，给到宝宝每天发育需要的充足能量，夜里自然就不会再饿醒了。这个解决方案再次告诉我们，晚上的问题，一定要白天来解决。

另外，我们还可以用晚上密集进食的方法来加餐，让宝宝获得更多食物。

第七节　宝宝喝奶量少问题

我们常收到这样的求助：宝宝满月了，白天现在间隔1~2小时喂奶一次（瓶喂母乳），每次只能喝50~60ml，每次小睡很短，这不就是属于频繁喂养吗？

表面上看是宝宝喝奶量少，实则是吃多了造成的后遗症。妈妈们总是担心宝宝吃不饱，却很少担心吃多了。妈妈也没有概念：正常足月宝宝白天的喂养间隔应该在3小时左右。

要解决宝宝奶量少的问题，首先要把白天的喂养规律做到3小时左右一次，喂养间隔拉长后，每次的喂奶量相应的会有所增加；增加宝宝的揉腹和运动量，让宝宝多趴趴，而不是一直抱在手上。运动量的增加，能促进宝宝的能量消耗，消化好了，奶量自然就能追上。奶量上去了，每次吃奶的间隔自然能拉长，每次小睡的时间也能达标。

我们的课程即将接近尾声了，大家应该注意到，所有解决问题的思路和方法总是反反复复的出现。是的，破解宝宝睡眠问题没有那么难，但要像宝宝睡眠咨询师一样非常精准地找出问题，解决问题还需要多实践，除了把自己家宝宝养育成天使宝宝，还可以帮助身边需要帮助的朋友，让他们一起受益，也为自己掌握这套方法获得更多实践的机会。

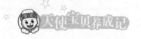

第八节　各个月龄段的运动

　　整本书凡是有关宝宝睡眠问题都会涉及运动，这是永远无法绕开的话题。把各个月龄段宝宝如何运动放在最后一章来讲解，不是因为本节内容对宝宝睡眠的影响不那么重要，恰恰相反，正是运动的重要性和不可或缺性，我们才有意放在本书的最后一节，希望能以此引起大家的重视。

　　在我们养育小月龄宝宝的过程中，很少关注宝宝的运动需求，在宝宝学会爬和走之前，总认为宝宝基本的生活作息就是吃和睡。在我们的育儿观念里面，小宝宝就要多睡觉，多休息。能给宝宝的运动最多是：每天的洗澡、抚触、被动操、排气操。妈妈们经常会将推宝宝出去游玩、抱到小区遛弯散步都归于给宝宝活动了，其实以上所谓的活动对于宝宝的消化帮助不大。请问满月以后，宝宝白天的睡眠是不是有慢慢减少的迹象？白天原本该睡觉的时间，这个时候醒着，该怎么办？是哄睡还是陪玩，或是抱着？下面我们按宝宝的月龄给大家一一解答。

一、0~1个月宝宝

　　建议活动：每天多趴趴，每次餐前揉腹，做抚触和排气操。

　　其实我们细心观察可以发现，月子里面的宝宝也是吃、玩、睡的规律，只是这个阶段的"玩"非常的短暂，开始的时候宝宝会睁开眼睛四处看看，这也是一种活动，虽然只有短短几分钟。但从表象上看，这个阶段的宝宝作息规律就是吃一睡，让宝宝好好地吃，好好地睡。

接着从最开始几分钟的活动到 10~30 分钟的活动，从开始 2 小时左右喂养一次到满月时慢慢过渡到 3 小时左右喂养一次，我们可以看到，随着日龄的增加，宝宝白天醒着活动的时间也越来越长。在宝宝醒着的时间可以多让他们趴一趴，这对于小宝宝而言，也是一项好处多多的活动，不仅有助消化，还可以缓解胀气带来的不适。如果有些宝宝刚开始不喜欢趴着，不要放弃，多练习，时间逐渐拉长。当然前提要保证宝宝的安全，必须在 24 小时有人看护的情况下趴或是趴睡一会。（不建议晚上做。）

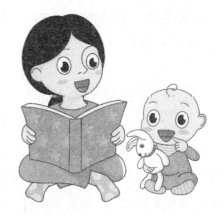

二、1~3 个月宝宝

建议活动：延续月子期间的活动，每天趴、爬，每次餐前揉腹，做被动操（抚触改为被动操）和排气操，还可以增加早教内容。

1~3 个月阶段的宝宝白天的吃、玩、睡应该是 3 小时一个循环。我们扣除宝宝的喝奶时间 30~40 分钟，扣除睡觉时间 60~90 分钟，每个吃一玩一睡循环都留有 50~90 分钟富余时间，这个时间如何合理安排，对宝宝的吃和睡都将产生直接影响。适当的活动可以消耗掉宝宝多余的精力，睡得会更香。

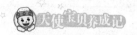

活动量的增加还可以改善宝宝奶量不足的问题，体能消耗多了，吃的也更香。

三、4~6 个月宝宝

建议活动：每天趴、爬，每次餐前揉腹，讲故事。

这个月龄的宝宝也不能掉以轻心，还是得每天餐前坚持做 5 分钟的揉腹，以帮助消化和排气。练习翻身、拉坐、爬行，户外运动可以安排与别的小朋友进行简单的小组活动，听音乐讲故事等，让体能有一定的消耗，释放多余的精力，更加有助于吃和睡。

四、7~12 个月宝宝

建议活动：每天趴、爬，蹬腿、练习走。

这个月龄的宝宝基本上会自己爬了，后期开始练习扶着走，滑滑梯等。但要注意的是不要让孩子玩得过于疲劳和兴奋，要掌握好度。睡觉前半小时，要安排一些比较安静的活动，我们前面章节有详述人在过度疲劳和刺激的情形下是难以入睡的。

★揉腹

揉腹，一个看似没有任何含金量，却有着非常神奇作用的护理手法，适用于任何月龄段的宝宝，即使是成人消化不良，也可以通过揉腹缓解不适。可以这样断定，如果你没有每天给宝宝揉腹，宝宝出现胀气的比例是非常高的。妈妈们会说我们给宝宝每天都做排气操了，不是一样的吗？并且排气操也有按摩腹部的环节，还有必要另外做揉腹吗？这里我们教大家的揉腹和排气操中的按摩腹部还是有些差别的。

我们常给宝宝做的排气操整个流程比较费时麻烦，常常做到一半的时候，宝宝就哭了，不愿意配合。妈妈们只是快速走个流程就匆匆结束，根本无法做到位。特别是在做手脚对压的时候，不敢使劲，大大影响排气的效果。所以排气操的不易操作和实际效果差，也是我们不推荐的理由。

我们的建议是，不管宝宝有没有胀气问题、消化问题，每次喂奶前，开心玩耍时，都要坚持给宝宝顺时针揉腹5~10分钟或是按摩到宝宝放屁。力度从轻柔慢慢加重，以宝宝舒适为宜，一天可以做5~8次，不要嫌多，也不要嫌麻烦。有人问逆时针按摩可以吗？因为肠道的方向是顺时针从升结肠、横结肠、降结肠最后到肛门，所以宝宝胀气按摩的方向一定是顺时针。如果宝宝拉肚子，这个时候才是逆时针按摩。

揉腹是小月龄宝宝每天最为重要的运动之一。通过揉腹可以促进肠蠕动和排气，对于肠道动力差，消化差的宝宝效果尤其明显。每天坚持给宝宝做，还可大大降低胃排空延迟、胃潴留和便秘问题。请大家学习正确的揉腹教学视频，因为很多妈妈们都按摩错了。

（扫描后记二维码，视频教学正确的揉腹方法。）

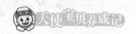

　　最后我们用一个 6 个月宝宝的调整案例来作为整本书的结尾，因为它比较具有代表性，希望读者从中能有所启发。

地点：杭州　　　　月龄：5 个月零 24 天　　　性别：女宝

妈妈期望能解决的问题：

1. 不喝奶瓶（需要纠正）目前汤匙喂，一喝奶瓶就哭；

2. 频繁夜醒（1 小时 1 次）晚上 12 点入睡；

3. 白天和晚上都抱着睡，晚上奶睡；

4. 白天和晚上都频繁喂奶（2 小时 1 次）；

5. 没有睡过小床（和大人睡大床）；

6. 需要帮助添加辅食（之前已经添加过辅食）。

咨询师入户调整记录：

2021 年 4 月 10 日

　　9：30 到客户家，咨询师先与宝宝互动交流，首先建立与宝宝之间的情感与信任，发现宝宝非常友好，不排斥陌生人，很快就接受了咨询师。

　　吃：8：30 醒来妈妈刚喂过一次奶，咬奶瓶不会吸奶瓶

　　睡：10：00 咨询师就用抱起放下法 3 次，10：50 尝试让宝宝睡小床（没有入睡成功）

　　玩：按摩、趴着、玩

　　吃：11：30 喂奶（20ml）（咬奶嘴吃）

　　睡：11：50~12：50（中间醒 2 次）第一次睡小床

　　玩：12：50~14：10（活动）

吃：14：10~15：00 喂奶（60ml）（依然咬奶嘴）

玩：15：00~15：30（活动）

睡：15：30~16：15（45 分钟）睡小床

玩：16：15~17：40（活动）

睡：17：40~18：20（40 分钟）睡小床

吃：18：30 喂奶（70ml+20ml）

玩：19：10~20：00（活动）

睡：20：40~21：40（放不下、一直醒）睡小床

吃：加奶（50ml）

睡：22：45~6：45（连续睡 8 小时）睡小床

其中用抱哄睡，放音乐（10 分钟无效后关闭），侧放侧睡。

4 月 11 日

白天醒来很开心，等待喂奶

把喂奶间隔拉长调整到 3.5 小时（有进步）

白天小睡 1 小时，玩，按摩，看书

仍然不会喝奶瓶，咬奶瓶

睡：22：00~6：30（连续睡 8.5 小时）睡小床

4 月 12 日

把喂奶间隔拉长，调整到 4 小时

备注：晚上进行 30 分钟的揉腮压舌训练。

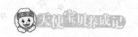

4 月 13 日

吃：会喝奶瓶，喝奶效率提高 110~120ml（通过训练已经会喝奶瓶）

睡：21：45~2：00 睡小床

吃：加奶（50ml）

睡：2：50~8：25 睡小床

4 月 14 日

喝奶效率和量都提高 130~140ml

睡：21：00~6：40（再次连续睡 9 小时 40 分钟）睡小床

4 月 16 日

吃：白天每次奶量稳定在 160ml

睡：21：30~4：15（再次连续睡 6 小时 45 分钟）睡小床

吃：加奶（160ml）

4 月 17 日

白天每次奶量稳定在 160ml

睡：21：00~2：00（再次连续睡 5 小时）睡小床

吃：加奶（100ml）

睡：3：00~7：50（再次连续睡 4 小时 50 分钟）睡小床

......

4 月 25 日

吃：白天每次奶量稳定在 160ml

睡：白天上午、中午、下午各有 1 次 1 小时左右的小睡

睡：21：00~7：00（再次连续睡 10 小时）睡小床

4 月 26 日

白天每次奶量稳定在 160ml

白天上午、中午、下午各有 1 次 1 小时左右的小睡

睡：20：30~6：30（再次连续睡 10 小时）睡小床

备注：晚上外婆开始学习哄宝宝入睡，花 1 小时没有成功，后由咨询师完成哄睡。

4 月 27 日

白天每次奶量稳定在 160ml

白天上午、中午、下午各有 1 次 1 小时左右的小睡

睡：20：30~6：30（再次连续睡 10 小时）睡小床

备注：上午外婆哄睡仍没有成功，由咨询师完成，中午外婆花 20 分钟哄睡成功，晚上外婆花 5 分钟很快哄睡成功。

整个咨询服务从调整期、巩固期、交接期共花费了 17 天时间。

咨询小结：所有宝宝的吃睡问题，都不是一天形成的，要完全解决这些问题也不可能一天就完成。当然越小月龄调整所花费的时间越少，1~2 个月宝宝几天就能看到明显效果，

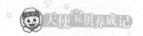

4~6 个月宝宝可能需要 10 天，而 6 个月以上宝宝则需要长达 15~30 天。我们要清楚大月龄宝宝的调整一定会经历一个好—坏—好—坏的反复期，出现反复时请妈妈们不要沮丧，这是非常正常的，我们只要按第一次做的正确方法，再做一次就可以了，而第二次宝宝会更加配合，所花时间将更短。我们还要知道，宝宝打疫苗、搬新家、外出旅游、探亲等，都会出现吃睡等问题，到时大家都知道该如何做了吧？

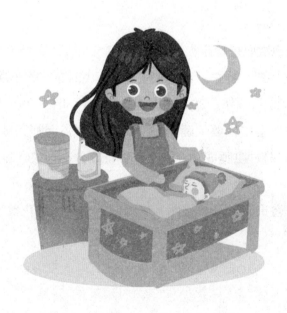

后 记

也许部分妈妈们在看完此书后对以上的方法和程序还是持怀疑的态度，这套从国外引进并改良的宝宝睡眠管理方法是否真的这么神奇和有效呢？以下摘录了中国妇幼保健中心发布的《中国婴幼儿睡眠健康指南》"3+3"法则，以及世界睡眠协会提倡的"6大金质睡眠法"，比较中我们可以清楚地看到中国和外国在宝宝睡眠问题上的建议还是高度一致的。

"3+3"法则

3要：

1. 要在宝宝犯困时放到床上，培养其独自入睡的能力；

2. 要让宝宝与父母同屋不同床，有助于夜晚连续睡眠；

3. 要用纸尿裤等养育行为方式提高宝宝夜晚睡眠效率。

3不要：

1. 不要依赖拍抱或摇晃等安抚方式让宝宝入睡；

2. 不要让宝宝只有在喂奶后才能入睡；

3. 不要过度干扰宝宝夜晚睡眠。

6 大金质睡眠法：

1. 金质睡眠环境：卧室温度 20℃~25℃，湿度 60%~70%；

2. 金质入睡时间：晚上 9:00 之前；

3. 金质睡眠时长：10 小时；

4. 金质睡眠准备式：进行合理睡前运动，每天运用同一套固定程序；

5. 金质睡眠装备：干爽的纸尿裤；

6. 金质睡眠方式：3~4 个月后训练单独睡觉。

本书历时 1 年多，经无数次的修改终于要定稿了，这是一本关于解决宝宝睡眠问题的书籍，虽然直接关乎宝宝睡眠的内容并不多，教大家哄睡的方法也很少，但本书的方法却可以解决实际问题。本书和众多书籍的不同之处在于，我们不再头疼治头，脚疼治脚。身为一名宝宝睡眠咨询师，我很清楚，该如何去解决你们所面临的难题，我希望传达给大家的是解决问题的思路，这样才能以不变应万变。这本书没有太多字数，但是字字精髓，句句干货，希望大家花最少的时间，找到开启宝宝睡眠的密匙。让我们一起努力，让每位宝宝都成为天使宝贝！

宝宝睡眠管理